PT・OTのための臨床研究はじめの一歩

研究デザインから統計解析、ポスター・口述発表のコツまで実体験から教えます

編著／山田　実

著／土井剛彦，浅井　剛

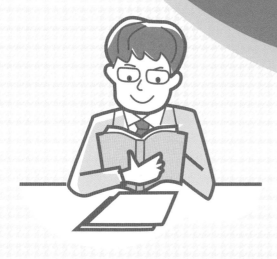

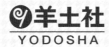

謹告

　本書に記載されている診断法・治療法に関しては，発行時点における最新の情報に基づき，正確を期するよう，著者ならびに出版社はそれぞれ最善の努力を払っております．しかし，医学，医療の進歩により，記載された内容が正確かつ完全ではなくなる場合もございます．

　したがって，実際の診断法・治療法で，熟知していない，あるいは汎用されていない新薬をはじめとする医薬品の使用，検査の実施および判読にあたっては，まず医薬品添付文書や機器および試薬の説明書で確認され，また診療技術に関しては十分考慮されたうえで，常に細心の注意を払われるようお願いいたします．

　本書記載の診断法・治療法・医薬品・検査法・疾患への適応などが，その後の医学研究ならびに医療の進歩により本書発行後に変更された場合，その診断法・治療法・医薬品・検査法・疾患への適応などによる不測の事故に対して，著者ならびに出版社はその責を負いかねますのでご了承ください．なお，本書に記載されている研究テーマ，データ，資料はすべて架空のものです．

はじめに

　学生の頃に、わからないことを調べて理解するということに大きな喜びと楽しさを感じ、「将来は学会で発表できるようになりたい」と思うようになりました。その後、研究指導を受けるなかで、研究成果発表のゴールは学会発表ではなく論文発表であるということを知りましたが、当時の「学会で発表したい」という思いが研究への一つのモチベーションとなったことは間違いないです。

　このような思いで研究を行い、はじめて学会で発表したときの高揚感は今でも鮮明に覚えています。はじめて書いた抄録は、指導教員に何度も指導を仰ぎながら作成しましたし、はじめて作成したスライドは何度も何度も指導教員にダメ出しをもらいました。また、学会の1カ月以上前から読み原稿を作成し、夜な夜な何度も発表練習を行い、当日は過度な緊張状態で発表に臨みました。これだけ準備しても、質問は座長から社交辞令的にいただいただけという散々な結果でしたが、学生の頃に抱いた目標を達成できたという高揚感は何物にも代えがたいものでした。あくまで論文発表が最終ゴールになりますが、このときの高揚感がその後の論文執筆のモチベーションを高めるきっかけになったことはいうまでもありません。

　私が感じたこの高揚感を多くの方にも抱いていただきたい、そして論文執筆のはじめの一歩になってほしい、という思いから本書では、あくまで学会発表を第1段階のゴールとして捉え解説をしています。学会発表までのプロセスを①準備期、②企画期、③実施・まとめ期、④成果期の4つの期に分類し、時には実体験も交えながら解説を行っています。今から研究をはじめようとする方、学会発表がとても高いハードルになっている方、研究にアレルギーがある方、そのような方々に役立つ情報をまとめています。

　『研究デザイン』、『統計解析』、『サンプルサイズ』、『バイアス』等々、研究を行う際には、大量の聞き慣れない（聞きたくない）単語に足止めを食らうことになります。本書では、このような専門用語も丁寧に拾い上げながら、できる限り難しい表現は避けています。例えるなら、足止め要因になっている障害物も乗り越えられるような、補助具のような書籍です。

　まずは、学会で発表するという目標に向かって、本書とともに一歩踏み出してみませんか？

2016年9月

山田　実

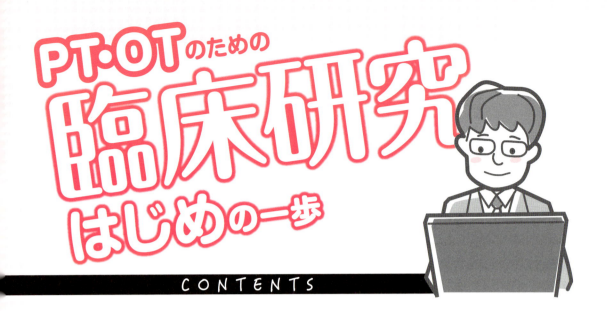

CONTENTS

- はじめに …………………………………………………………………… 3
- 本書を読む前に：1日の過ごし方 ……………………………………… 8

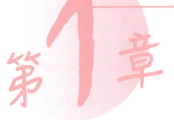 研究準備期
研究のネタを探し、先行研究をまとめよう　山田　実 … 12

1. なぜ研究が必要？ ……………………………………………………… 12
2. 相談できる人を探す …………………………………………………… 16
3. 研究のネタを探す ……………………………………………………… 21
4. 研究の臨床的意義について検討する ………………………………… 24
5. 先行研究をくまなく調べる …………………………………………… 26
6. 研究のネタを整理する ………………………………………………… 28
7. 先行研究を整理する …………………………………………………… 29
8. アウトカムをイメージしておく ……………………………………… 33
9. 対象者数をイメージしておく ………………………………………… 34
10. ネゴシエーション …………………………………………………… 36
11. 予備研究の準備の重要性 …………………………………………… 40

CONTENTS

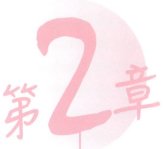

研究企画期
研究デザインを立案し、研究計画を完成させよう

土井剛彦 … 43

1. 研究デザインを考える……………………………………………… 43
2. 問題の定式化（PECO、PICO）…………………………………… 45
   - 実例 PECOの例：脳卒中と運動をテーマにした場合 ……………… 48
   - 実例 PICOの例：変形性膝関節症の痛みに対する介入・治療をテーマにした場合 ……………………………………… 48
3. 研究デザインの種類……………………………………………… 48
4. 研究デザインを例から考える：観察・調査研究………………… 52
5. 研究デザインを例から考える：介入研究………………………… 58
6. アウトカムの設定と測定方法を考える…………………………… 61
7. データの処理のしかたも考えておく……………………………… 66
8. 統計解析をイメージする…………………………………………… 68
9. サンプルサイズを決定する………………………………………… 69
10. 研究グループの構成とフィールドの確保を行う ……………… 71
    - 実例 病院か施設での研究では ……………………………………… 72
    - 実例 地域での研究では ……………………………………………… 73
11. 臨床的意義・実現性をみつめ直す………………………………… 74
12. 研究計画書の作成、倫理審査の準備、臨床研究登録を行う ……… 75

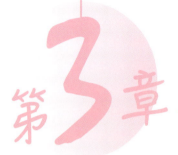

第3章 研究実施・まとめ期

浅井 剛 … 79

1. 研究を実施する……………………………………………………… 80
2. データを入力・整理する…………………………………………… 83
3. 統計解析に挑戦する………………………………………………… 88
   - 実例 膝OA患者と健常高齢者を対象とした研究の統計解析の例…… 92
4. 尺度に基づく二変量解析…………………………………………… 95
5. 多変量解析…………………………………………………………… 99
6. グラフ・表を作成する……………………………………………… 107
7. 結果を解釈する……………………………………………………… 113
8. 研究の強み・弱みを理解する……………………………………… 115
9. 研究の限界を確認する……………………………………………… 116
10. 研究の将来展望を考えておく……………………………………… 118

CONTENTS

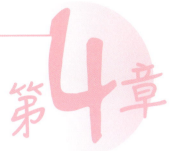

第4章 研究成果期
研究成果をスライド・ポスターにまとめよう
土井剛彦 … 120

- 1. 研究をまとめる …………………………………………… 120
- 2. 発表する学会を探す ……………………………………… 121
- 3. 学会にエントリーする …………………………………… 124
- 4. 抄録を作成する …………………………………………… 127
- 5. ポスターを作成する ……………………………………… 130
- 6. スライドを作成する ……………………………………… 135
- 7. 学会発表に臨もう！ ……………………………………… 139

- ● 本書を読み終えたみなさんへ ……………………………… 144
- ● 巻末付録 ……………………………………………………… 145
  研究計画書の例／抄録の例／ポスターの例／スライドの例
- ● 索引 …………………………………………………………… 152

カバー・本文イラスト：山川宗夫（Y.M.design）

Column

100円の商品でも研究が成り立つ　13／雑談のなかで得られる情報　17／前段階の前段階の、さらに前段階の研究？　17／新規性という壁からいったん離れてみる　18／リサーチマインドを養おう　20／英語論文の読み方　23／総説論文と研究論文　27／エビデンスレベルとは？　46／有病率と罹患率（発症率）とは？　56／95％信頼区間　89／統計に強くなるには　90／ばらつきと有意差　96／統計ソフト　99／P値の記述について　100／波形処理などにも用いられる統計　101／回帰の意味　103／統計学のおもしろさ　105／学会発表時の質問　122／学会の締め切りばかり気にしない　125

本書を読む前に 1日の過ごし方

研究と臨床業務を両立しよう！

研究について学んでいただく前に、臨床業務を行いながら研究をする生活とはどのようなものなのか、さまざまな立場の4名のセラピストの日々の過ごし方の実際を紹介します。限りある時間のなかで空き時間をうまく利用している様子、研究が過度な負担にならない工夫、周囲との関係づくりなど、参考になる情報がふんだんに盛り込まれています。この4名の生活をイメージしたうえで、本文を読み進めることで、理解度がグッと増すと思います。

ケース1　急性期病院　理学療法士（9年目《常勤》）

当院は、病床数425床のがん専門の急性期病院です。リハビリスタッフはPT3名、OT1名、ST2名の計6名であり、病床数の割に少人数で日常診療に従事しています。そのため、当然ながら業務時間内は診療業務で手一杯であり、研究のための時間をどのように確保するのか、日々悩んでいます。

5:00	起床　文献抄読　データ整理
7:00	朝食
8:00	通勤
8:30	臨床業務開始
12:00	昼休み
18:30	臨床業務終了
19:00（月曜のみ）	研究ミーティング　医師とディスカッション
22:00	就寝

早寝早起き
朝は5時頃に起床し、1時間半程度勉強（文献抄読やデータ整理など）した後に朝食を食べ、出勤しています。
個人的に、夜間より早朝の時間帯が作業がはかどるため、早起きして60〜90分程度のまとまった勉強時間をつくるようにしています。そして、最低でも6時間は睡眠時間を確保し、体調を崩さないように注意しています（抄録の締め切りや学会発表前などには、どうしても睡眠不足になりますが…）。

臨床業務の効率化
研究活動のための時間を確保するには、可能な限り残業を減らし、いかに業務時間外での時間確保ができるかがポイントになってきます。そのためには、リハビリテーションの提供や記録などを効率よく行うことが重要だと考えています。

研究デザイン
臨床現場のなかで研究を進めるにあたっては、できる限り臨床に即した研究デザインにすることが大切です。日常診療のなかで患者さんにデータ測定をお願いし、同僚のセラピストにデータ収集を協力してもらうことになるため、臨床に還元できる研究内容となるように心掛けています。

医師または多職種との連携
リハビリ専門職以外の職種ともコラボレーションするようにしています。特に医師とは積極的にコミュニケーションをとり、研究協力および指導してもらえる関係になっておくことが、院内で円滑に研究を進めるうえで大切だと考えています。
臨床業務はできるだけ19時までにおえるようにして（月曜日は19時から研究ミーティング）、それ以降に少しでも研究のための時間を確保できるようにしています。

毎日の積み重ねの大切さ
たとえ1日60分程度しか研究のための時間が確保できないとしても、その積み重ねが大切だと思っています。また、日常診療と並行して研究を行っていくためには、周囲（家族も含む）の理解と協力が不可欠です。研究を実践できる環境を与えてもらえていることに感謝し、時間を無駄にしないように研究に取り組むようにしています。

ケース2 訪問看護ステーション　理学療法士（3年目《非常勤》）博士後期課程1年次

　現在、私は理学療法関係の大学院博士課程1年次に在籍する傍ら、週に2回は訪問リハビリテーションの業務に携わっています。私は卒業研究を実施した際に研究に興味が湧きました。理学療法士として臨床現場に出て、一度収入を得るようになった後に再度大学院に進学するのは難しいと考えたため、学部卒業後そのまま大学院に進学しました。内部進学した大学院修士課程では、卒業研究の際にお世話になった指導教員、先輩から引き続き指導を受けられるため、比較的スムーズに研究に入っていけたと思います。修士課程では臨床研究の実施に十分な時間を確保して向き合うことができ、一連の流れを経験することで非常に多くのことを学ばせていただきました。具体的にはリサーチクエッション・研究計画立案、研究助成金獲得、地域在住高齢者をリクルートするためのフィールドワーク、測定会のマネージメントからデータ解析、学会発表、英語論文執筆までです。なかでも研究活動の中でクローズアップされることはあまりありませんが、地域の自治会の方に研究協力の依頼に行くなどのフィールドワークが個人的には印象に残っています。

8:00	起床
	食事・家事
9:00	通学
9:30	論文作成
	文献レビュー
12:30	昼休み
13:30	相談
14:00	論文作成
	文献レビュー
18:30	食事
19:30	ゼミ
22:00	通学
22:30	食事・入浴
1:00	就寝

研究活動を中心とすること

　おおむね1時ごろに就寝し、8時ごろに起床する生活です。地域在住高齢者を対象として研究を実施しており、9～11月は健康測定会を開催してコホート研究を行っています。データ測定期間は朝～夕方までフィールドで測定を実施し、その後、大学へ戻ってきてゼミや論文執筆などを行います。データ測定のない期間は9時半ごろには大学に行き、論文の執筆や新たな研究計画立案などの作業を開始します。お昼過ぎには指導教員と現在執筆中の論文の相談や今後の計画について相談します。11時ごろには遅くとも帰宅しています。週2日の訪問リハビリテーションの非常勤日は9～17時すぎまでの勤務後に大学にいき、ゼミや講義を受け、その後少し研究に関する作業をして帰宅します。

　研究計画立案などに関してはカンファレンスでも発表し議論するのですが、日中は研究室にて過ごしているため、指導教員にこまめに相談することもでき、研究の推進がスムーズになりました。修士課程の途中からは修士論文作成を最優先としながらも他の研究機関との共同研究にもかかわらせていただき、さらに研究遂行に関して深く学べました。大学卒業後、すぐに大学院に進学することに、少し負い目（同期と比べて臨床経験が劣ってしまうなど）を感じることもありましたが、若いうちに研究の基礎をしっかりと学べるという点で有意義な時間を過ごせていると思います。

年間スケジュール

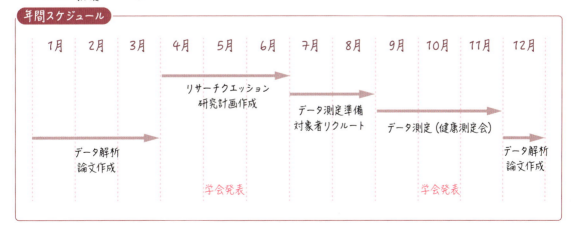

ケース3 総合病院 作業療法士（10年目《常勤》）社会人大学院生

現在私は、総合病院で作業療法士として勤務しながら、都内にある夜間社会人大学院に通学しています。居住地は都内近郊の県で、職場も同じ市町村内にあります。大学院までは電車で片道1時間半ほどかかりますので、勤務時間を短縮して通学しています（8時半〜16時）。今までの業務に加えて大学院で研究を行うことになり、時間の使い方を考える必要が出てきました。ですので、病院に勤務しながら社会人大学院生（院生）として過ごす立場としてどのように時間を使っているか少しお話しします。

5:00	起床
	英文抄読
6:00	身支度
	通勤
8:00	カルテ整理
9:00	臨床業務
12:30	昼休み
13:30	臨床業務
17:00	通学
18:00	研究まとめ
19:00	ゼミ
22:00	帰宅
23:00	入浴など
24:00	研究まとめ
1:00	就寝

朝に文献を読む時間を設ける

起床時間は大体5時頃です。少し年齢を重ねてきてだんだん起きる時間が早くなってきました。目覚まし時計を使わなくてもこの時間に起きてしまうので、朝の1時間くらいを文献検索と読む時間にあてています。大学院に入学してからは、英語の論文に目を通すことも非常に多くなりました。研究の背景を探るには海外の動向を知ることも非常に重要なことなので、英語の論文を読むことは不可欠です。夜に読むと眠くなってしまうことも多いので、私は極力朝に読むようにしています。

朝は少し早く出勤する

診察に携わると、非常に多くの書類を作成しなければなりません。勤務時間を短縮したことで、書類を作成する時間も大幅に削られます。ですので、始業の1時間半前(7時くらい)には出勤し、書類作成やカルテチェックの時間を設けるようにしています。

昼休みを有効活用する

昼休みの1時間は、食事の他にカルテ記載、ゼミ生との連絡交換の時間に使っています。食事はサンドイッチやおにぎりなどを選択し、PC入力などの作業をしながら食べています。私が所属しているゼミでは、研究関連資料を作成するとゼミ生にメールを回してチェックしてもらうことになっているので、多くはこの時間にチェックしています。診療が長引いて、なかなか時間がとれないこともありますが、時間があれば文献を読んだり、データをまとめたりと多くのことが行える時間でもあります。

通学時間を有効に使う

16時に勤務が終了し、大学院に向かうまでの1時間半は非常に有意義な時間です。電車の中では、タブレットやスマートフォンを使って文献を読んでいることが多いです。電車内が空いていれば、パソコンを出して資料作成を行っていることもあります。こういった機器が普及したことで比較的どこでも文献を読むことができ、非常に便利なものとなっています。

家庭の配慮も忘れずに

どんなに忙しい中でも、家族と話す時間は毎日必ずつくるように心がけています。大学院から帰ると遅くなってしまうことが多いので、朝食は揃って食べるようにして、そこで会話をするようにしています。家事をしてくれたときは感謝をし、手の空いたときは私も家事を行うようにしています。研究を続けていくためには、こういったことも必要なのだなと最近感じはじめてきました。

頭を整理する時間をつくる

日常の中で、ふと研究のアイデアが浮かぶことがあります。すぐに忘れてしまうことも多いので、メモを取る習慣をつけています。メモ帳がない時はスマートフォンに記録しています。私は、1日の中でそのアイデアを整理する時間をつくっています。それはシャワーを浴びているときや、車を運転している時、電車でつり革につかまりながら外を眺めているときです。私はこのような時間にアイデアが出てきたり整理できたりすることが多いです。加えてそれが言語化できるとより整理できると感じています。1日の中で頭の中を整理する時間をみつけられるといいと思います。

職場の理解を得る

勤務しながらの大学院生生活は、当然ながら職場や家庭、周囲の方々の協力があってはじめて成し得るものです。また研究に関しても、データをとってもらったり、アドバイスをもらったりと多くの方の協力を要するものだと分かってきました。特に職場の理解を得るということは、非常に重要なポイントになります。私が常に心がけていることは、私が大学院に通学していることで、職場のみなさんに還元できることは何かないかを考えています。ですので、極力相談に乗ることやたくさんコミュニケーションを取ることをしています。そうすると「データをとってみたいけどやり方がわからない」など、研究の一歩を踏み出したい希望を持っていることに気づきます。そこで、ちょっとしたアドバイスができるよう、また一緒に考えていけるようにすることで、私自身の成長につながるので、非常に有意義だと思います。日常業務を行いながら大学院に通い研究することは、正に時間との闘いです。限られた時間を有意義に使うためにどのようなことを行えばよいか、試行錯誤しながらよりよい方法がみつけられるといいと思います。

ケース4 総合病院 理学療法士（6年目《常勤》）社会人大学院生

平均的に、夜は24時に就寝し、朝6時頃に起床するという生活スタイルです。365日体制の回復期病棟で勤務していますので、シフトは大学院関連（研究関連）の日程を考慮して組んでもらうようにしています。私は、日常診療の中で得られるデータをまとめて分析するという研究を行っていますので、朝や昼休みなどの時間を利用してデータ入力などを行うようにしています。

6:00	起床
	英文抄読
7:00	通勤
7:30	カルテ整理
8:30	業務
12:00	昼休み
13:00	業務
17:00	通学
18:30	ゼミ
21:30	食事・入浴
22:30	データ整理
24:00	就寝

朝は早めに出勤
朝は早めに出勤して、病歴などの情報は予めカルテに記載しています。

昼休み
昼休みなどの空き時間を利用して、データ入力や文書作成を行っています。

共同研究者となるリハスタッフの上司や医師のコンセンサスを得ておくことも重要
私は、他のリハスタッフが測定するデータを研究に用いています。日常診療を行いながら研究に必要なデータを測定することは非常に大変です。スタッフの業務を圧迫しない範囲でお願いすることが重要です。研究計画を練る段階から何度も協議を重ね、臨床業務に支障がない範囲で測定できる項目を吟味しました。これは、研究実現性を考えるうえでも非常に重要だと思います。あまりに測定項目数が多いと、欠損値が増えたりします。また、各種テストバッテリーの測定マニュアルを作成して、検者間の再現性を高めるように工夫しています。マニュアルに関しても何度も協議を重ねて、できるだけわかりやすい物をつくるよう心がけました。

共同研究者となるリハスタッフの上司や医師のコンセンサスを得ておくことも重要です。大学院を受験する数カ月前から、上司に大学院を受験する旨と研究構想を説明しました。また、ゼミで話し合った内容は適宜報告して、その後の研究の進め方について許可を得るようにしています。

学んだ知識を職場に還元することは、同僚からの理解を得るために重要
私は他部署（看護師）が測定したデータも利用しています。そのため、他部署に対して利益を還元することを意識しています。看護師から勉強会の開催依頼があった場合は必ず断らないようにしています。また、看護研究のお手伝いなども積極的に行っています。学会出張に行った際は、日頃の感謝の意を込めて、リハスタッフだけでなく、看護部にもお土産を買うことを忘れないようにしています。

後輩の研究指導を積極的に行うこと、院内の勉強会で積極的に発言することを意識しています。大学院で学んだ知識を職場に還元することは、同僚からの理解を得るために重要だと思います。

研究をするうえでの工夫

社会人大学院に通うことは、時間との闘いでもあります。通勤時間や通学時間を利用して、できるだけ多くの文献を読むように心がけています。また、情報収集をするうえで、英語文献は避けて通れません。大学院に入学してからは、毎朝1時間、英語文献を読む時間をつくっています。入学当初は英語を読むことが苦痛で、1つの文献を読みおえるのに1週間ほどかかっていました。しかし、半年ほど続けている内に、段々と英語に対する苦手意識は消え、読むスピードも向上しました。

修士課程の2年間は、長いようであっという間です。そのため、ゼミでのディスカッションを有意義に行うことは非常に大切です。そこで、ゼミで相談したい内容については、予め分析結果などをまとめた資料を作成しています。それを、ゼミの前日までに担当教官とゼミ生にメールで回覧してもらっています。そのようにして、ゼミでの議論を深める工夫をすることは、自身の研究をスムーズに進めるうえで非常に重要です。

1 研究準備期

研究のネタを探し、先行研究をまとめよう

研究準備期の流れ

研究準備期：研究をはじめたい → 相談できる人を探す → 研究のネタを探す → 臨床的意義を検討する → 先行研究をまとめる → アウトカムをイメージする → 対象者数をイメージする → ネゴシエーション → 予備研究の準備

→ 研究企画期 → 研究実施・まとめ期 → 研究成果期

　研究準備期は、**なぜ、研究をするのか？ どのようなテーマの研究をするのか？ 研究を開始する前に準備しておくことは何か？** などを検討する、研究の準備段階になります。ここでしっかりと準備をしておくことで、その後の研究を円滑に進めることができます。また、研究へのモチベーションを高めるという点でも、たいへん重要な期といえます。それでは、まずは研究の必要性を知り、準備をはじめましょう。

1. なぜ研究が必要？

▶ 研究は想像ほど難しくない

　セラピストとして臨床のおもしろさがわかってきた3年目くらいになると、そろそろ上司から「学会発表してみようか」なんていわれたりします。「待っていました！」と思える人もいれば、「自分にはちょっと…」と思ってしまう人もいるのでは

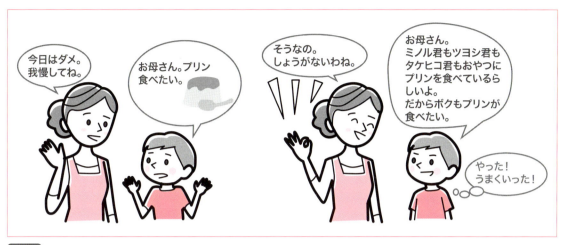

図1 データ収集・分析により納得してもらえる

ないでしょうか。確かに、研究は簡単に行えるものではないかもしれません。しかし、**適切にデザインを設定し、地道にデータを集め、妥当な分析を行えば**、立派に研究とよべる状態になります（研究デザインについては第2章、分析については第3章で解説します）。しかも、この研究には、必ずしも高価な機器や難しい分析が求められるわけではありません。角度計やメジャーなど非常に身近な計測器を用いたデータであっても、適切なデザインで地道にデータを集め、そして妥当な分析を行えば胸を張って**研究**といえます。

▶ データ収集・分析はだれでもやっている

なぜ、研究が必要なのでしょうか。難しい話をする前に、身近な例で考えてみることにしましょう。例えば、子どもが「プリンを食べたい」と母親にお願いをする状況をイメージしてください。ただ闇雲に「プリンが食べたい！」とおねだりをするよりは、「ミノル君もツヨシ君もタケヒコ君もおやつにプリンを食べているらしい。だからボクもプリンが食べたい」というように、少しでもデータを揃えた方が母親の許可をもらえやすくなるでしょう（**図1**）。さらに、「日本人小学生の80％が週に

100円の商品でも研究が成り立つ

研究は高価な設備がないとはじめられないものでしょうか？研究方法には再現性を担保することが重要です。そのため、できる限り忠実に再現できるような記載が求められますが、〇〇円以上の機器を使用しなければならないという制約はありません。つまり、1,000万円の装置でも、100円の道具でも研究を行うことはできます。重要なのは、アイディア、研究デザインです。

1回以上プリンを食べているけど、ボクは月に1回しかプリンを食べていない。だからプリンを食べたい」なんていうと、さらにプリンにたどり着ける可能性が高まるかもしれません（逆に可愛げがなくダメといわれるかもしれませんが）。

　ここでは実に巧妙にデータ収集・分析が行われています。まず、「ミノル君、ツヨシ君、タケヒコ君がおやつにプリンを食べている」というデータを収集し、このデータと比較して「自分はプリンを食べていない」という分析を行っています。このようにデータを収集し分析するということは説得力をもたせるために必要なプロセスであり、日常的に頻繁に用いられている手段です。つまり、セラピストも自身の行っている臨床活動の効果・成果を、第三者が納得できるような形で説明するためには研究が必要なのです。

▶ セラピストの権利主張につながる

診療・介護報酬の改訂に活かされる

　セラピストの研究は社会に役立っているのでしょうか。実際、社会に役立つ研究、臨床的に意義のある研究は少ないかもしれません。正直、このようなことをいっている私の研究も、社会に役立っているという自信はありません。ですが、**リハビリテーションの効果を示すような報告は非常に意義があります**（**図2**）。診療報酬の改訂は2年に一度、介護報酬の改訂は3年に一度あり、医療・介護従事者はこの改訂のたびに一喜一憂することになります。本書は比較的経験年数の浅いセラピスト向けに作成していますので、この読者の方々の多くは「診療報酬（介護報酬）の改訂は、自分にはあまり関係がない話」と思っているかもしれません。じつはたいへん重要です。

　わが国の医療保険の財源はほぼ決まっているので、その限りある資源のなかでさまざまな診療に対して財源が割り当てられることになります。当然、価値のある診療、意義のある診療に対しては多くの財源が割かれることになりますし、そうでない診療に対しては減額されることになります。リハビリテーションの種別もさまざまありますが、リハビリテーションは価値のある・意義のあるものだと主張するためには、それなりのデータを適切な形で提示する必要があります。このようなデータの整備には長期間の調査が必要になりますし、今取り組んでいる内容は数年先の診療・介護報酬の改訂に活かされることになります。

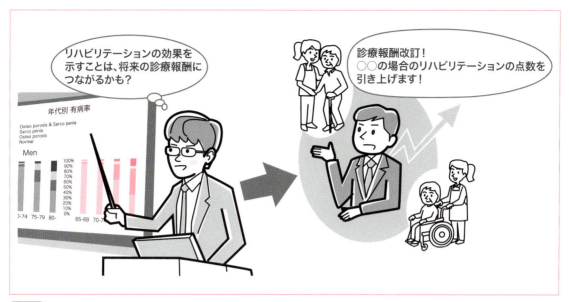

図2 研究が報酬改訂につながる

診療・介護報酬に対する意識を高くもつ

　このような診療・介護報酬に対する意識を高く保つことは、若手セラピストにとっては非常に難しいかもしれません。しかし、多くのセラピストがこのことに対して意識を向けなければ、将来的にリハビリテーションに対する診療・介護報酬が減額されるということになりかねません。経験年数が浅くても、ライセンスを有したセラピストであれば同額の診療・介護報酬を得ることができます。ぜひ、多くのセラピストが自分たちの権利を守るために、臨床のスキルとともに研究のスキルも向上してもらいたいと思います。

職域拡大につながる

　介護予防事業のように、新たにセラピストが関与できるようになった事業もあります。このような新規事業に関しては、今後も継続できるように、または新たな事業にもセラピストがかかわれるようにさまざまなデータを適切に示していくことは重要です。

> **POINT**
> ・第三者に納得してもらうためにデータ収集や分析など研究が必要
> ・セラピストの権利主張、職域拡大のためにも研究は重要

2. 相談できる人を探す

▶ 密に相談できる人を探す

　研究を一人で行うことは難しいです。その理由は、測定などに伴うマンパワーが必要ということだけでなく、**いろいろと相談できる人が必要になる**という点です。研究テーマを本格的に考えはじめる前に、相談できる人がいるか考えてみましょう。できれば近くに相談できるような人がいればベストですが、電話やメール、インターネット通話などで簡単に連絡をとり合うことが可能ですので、気心しれた間柄であれば少々離れている場所の人でもよいかと思います（図3）。

> 　私も研究をはじめた当初、当時の指導教員の先生とはよく話をさせていただきました。日頃のメールに加えて、週に一度は直接しっかりとディスカッションする時間を設けていただき、このことは私にとって大きな財産になりました。また、研究フィールドにも同行させていただき、その空き時間にさまざまな相談をさせていただいたことは、私の研究意欲を高めるものになりました。もちろん、相談する方は同僚でも、先輩でも、後輩でも構いません。いろいろとディスカッションするなかで、さまざまなアイディアが浮かぶはずです（山田）。

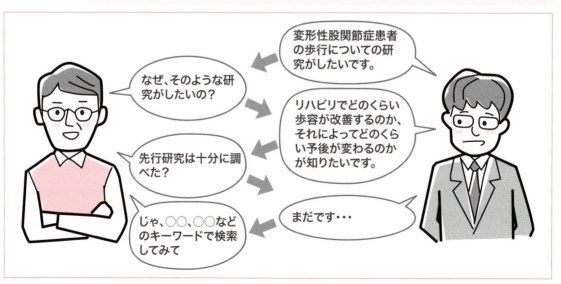

図3　密に相談できる人を探そう

雑談のなかで得られる情報

いくらディスカッションが重要とはいえ、指導教員や先輩と研究のディスカッションをするのは多少構えてしまうものです。私は、フィールド調査の空き時間や昼食をできるだけ、指導教員や先輩と御一緒し、そのなかで聞きたい情報を少し聞くようにしていました。とはいえ、ずっと研究の話ではお互い疲れてしまうので、**毎回少しずつ**というのがポイントです。

前段階の前段階の、さらに前段階の研究？

テキストや論文などを読みあさってわからないことを勉強することと、研究をするということは違うかもしれません。臨床で感じている疑問を、ダイレクトに研究することは難しいかもしれません。臨床で感じている感覚を、データ化することなんてナンセンスだと感じるかもしれません。大抵の場合、現在抱いている疑問の解決につながる研究をすぐに開始できることはなく、**その前段階の前段階の、さらに前段階の内容から研究をはじめる**ことになります。そのため、余計に研究がおもしろくないと感じてしまうこともあるでしょう。また、このような前段階の前段階の前段階という、自身の興味とは随分とかけ離れてしまった研究を行うためにも、ある程度の事前勉強が必要になります。ですが、リハビリテーションの成果をまとめたり、新たなリハビリテーションの技術開発につながるような研究をすることはたいへん重要な使命です。ぜひ、途中で挫折することなく、がんばってみましょう。

前段階の前段階の、さらに前段階の研究って何？って感じるかもしれませんが、じつは多くの人がこのような準備から研究を行っています。例えば、「変形性膝関節症患者における日常生活動作能力（ADL）の経時変化を検討する」というテーマを掲げた場合を想定します。仮に、ここで用いるADLの尺度として、最近、アメリカの研究者が開発したXXXという評価尺度を用いたいという場合には、①XXXが日本人にも適応となるのか内容の吟味を行い、②日本人に合わせたような形で内容の微調整を行い日本語版XXXを作成し（例えば洋式の生活スタイルと和式の生活スタイルの違いを考慮）、③微調整した内容でも、原版のXXXの本筋とはずれていないかの確認を行い、④日本語版XXXの信頼性と妥当性の検証を行う、というプロセスを踏襲することで、ようやく日本語版XXXを用いたADL評価が実施できるようになります。おそらく、このプロセスだけでも相当な期間が必要になりますし、1つの立派な研究が成り立ちます。もちろん、すでに日本語版XXXが出版されているのであれば、それを使用することができますが、そうでない場合には、このような研究を行うための研究も必要になります（関連内容は第2章P51）。

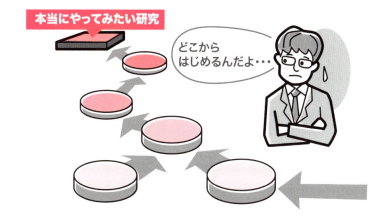

▶ 意見をもらえる人を多く確保しよう

　密に相談ができる人（中心的に指導をしてもらう人）は1〜2名で十分かと思います。逆に、多すぎると人によって意見が異なり、どちらの意見を採用すべきなのか、どちらの指示に従うべきなのか、などと結果的に**自分が苦しむ**ことになってしまいます。ですが、**研究に対してさまざまな意見をもらうことはとても重要**です。特に、研究計画の段階で多くの人から意見をもらえるとよいでしょう（**図4**）。

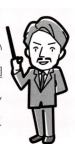

　私は毎年10名程度（全学年あわせて）の大学院生を指導しています。基本的に、ゼミナール（略称：ゼミ）は週に1回（時には週に2回）実施して、研究計画の検討や進捗状況の報告などを実施しています。ですが、週に1回のゼミで10名全員をフォローするこ

新規性という壁からいったん離れてみる

　研究を開始するにあたっては、いうまでもなく**新規性**が重要です。しかし、「新規性という壁の前で立ち往生して動けない…」という人も少なくないのではないでしょうか。私はセラピストが行うべき研究というのは、あくまで現場（社会・診療）に役立つものであるべきと思っていますが、そのような研究を継続的に行うためには、研究に興味をもち続けるということが最重要です。

　臨床の現場においては、研究は認定試験のように一度受ければ目標達成というものではなく、臨床にいる期間は常に研究し続けることが理想です。なのに、いきなり新規性ばかり気にして、先行研究のレビューのくり返しで体力を消耗してしまうと、最も重要な楽しさに気づく間もなく脱落してしまう…なんてことになってしまいます。ですので、まずはやってみたいことをやってみるというのがよいのではないでしょうか。もちろん、研究としての位置づけというよりは夏休みの自由研究レベルかもしれません。それでも、仲間といろいろとディスカッションしながら、興味あることを、思う存分調べてみるという一連の作業から研究の楽しさを学ぶことができると思います。この最も重要な収穫を得た後に、ぜひ、本格的な研究に動いていきましょう。

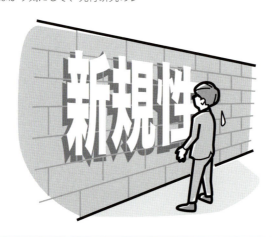

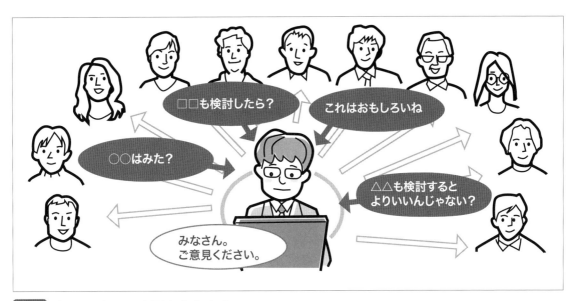

図4 多くの人から意見をもらおう

とは非常に難しく、十分に指導が行き届かないというのが実情です。そこで、先輩と後輩でペアをつくり、ゼミの日以外はメールなどでそのペア同士で密に相談しあうという体制をとっています。このようにペアで相談を進めていくなかで、ある程度形になってきたら、ゼミのメンバー全員にメールを送り、全員からコメントをもらうというプロセスをとっています。このような体制をとることによって、密に相談できる人の意見を尊重しながら、多くの方からコメントをいただくことができ、研究計画の完成度が増すように感じています。もちろん、毎日のように会える環境であれば、メールを用いる必要はないですが、どうしても毎日会うことができないような状況であれば、このような方法を用いるのもよいかと思います。なお、このような方法をとることのメリットは他にもあります。学生は、自分の研究には直接関係のない内容にもコメントをしなければなりませんので、必然的に多くの研究計画に向き合うことになります。このことは、学生からするとたいへんな作業かもしれませんが、多くの研究計画に触れることはたいへん有意義な勉強になります。

なお、このようなメール主導の方法をとっていますが、決して直接会って検討することを軽視しているわけではございません。週に

1回のゼミは出席してもらいますし、もし参加できない場合にはインターネット通話などで遠隔地からも出席してもらうようにしています。研究で重要なのは、しっかりとディスカッションを行うことだと思います（山田）。

> **POINT**
> ・研究には、いろいろと相談できるパートナー（指導者、先輩、同僚など）の存在が不可欠
> ・研究計画段階で、さまざまな人から、さまざまな視点から意見をもらうことが大切

リサーチマインドを養おう

リサーチマインドとは探究心、好奇心のことを指します。研究するにあたっては、このリサーチマインドを高く保つことが大切だといわれています。もちろん、このようなリサーチマインドは研究だけでなく、日々の臨床業務にも必要とされています。研究をしようというリサーチマインドは、どのように養われるのでしょうか。このような質問をされると回答に窮するというのが本音です。おそらく、**研究をしてみたいというモチベーション（研究をしなければならない理由）**は人それぞれ異なり、研究に興味をもったから、わからないことを明らかにしたいから、出世したいから、上司から研究するよう指示されたから、などさまざまな理由があるかと思います。また、このような意識の芽生えにも、研究意欲の高い職場環境であることや、尊敬できるような研究者との出会い、ある研究成果をみて衝撃を受けたなど、さまざまな要因が関与していると思います。全く同じような環境で、同じように仕事をしていても、研究に対して興味をもつ人もいれば、全く興味をもたない人もいます。このように、リサーチマインドに関しては、どのようにしたら養われるのか明確な回答はわかりません。ですが、何かがきっかけで研究（学会発表）をしたい、しなければならないという日が訪れる可能性はだれにだってあります。そんなとき、何からはじめたらいいの？何を勉強したらいいの？などと慌てずにすむように、今から備えておきませんか。

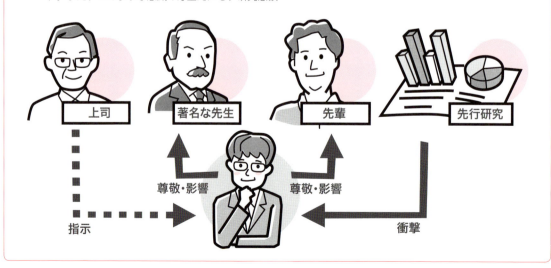

3. 研究のネタを探す

　研究テーマはあって当然と思われるなかで、じつはたいへん探すのが難しいものなのです。指導教員や環境に応じてうまくみつかる（与えられる）こともありますが、実際にはなかなかテーマはみつからないものです。テーマがみつからないと焦るのではなく、まずは少々興味がなくても自身の周辺環境を見渡してみることも大切かと思います（図5）。

▶ 上司や指導教員からの指示

　ここからはどのように研究テーマを決めるかを考えていきます。意外と多い質問に、**「何を研究したらよいのですか？」** という内容があります。多くの指導者は「そんなの、自分の興味あることを研究すればいいんだよ！」と思うかもしれませんが、本当に多い質問です。あるいは、病院の上司から「脊柱管狭窄症患者の歩行について研究しなさい」とか、大学院の指導教員から「パーキンソン病患者のバランス能力とADLの関係について調べなさい」などといった指示がある場合もあると思います。初心者にとって、このような指示はたいへんありがたいものですし、大抵、このような場合には指示をした指導者が熱心に指導してくれます。しかし、このような指示がない場合は、自分で研究のネタ（研究の世界ではシーズとよばれます）を探さなければなりません。

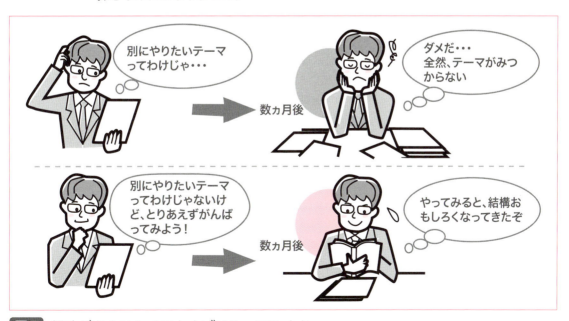

図5　興味があまりなくてもまずはやってみよう

▶ 自分でテーマを考える

日々の臨床や同僚との会話から

　すでに、「このような研究をやってみたい」、「このようなことを調べてみたい」というテーマが決まっている人は一休みしていただいて、全く研究のネタがないという人はどのように研究のネタを探すか考えていきましょう。このネタは、ある日突然ひらめく！という場合もあるかもしれませんが、多くの場合、なかなかパッとひらめくものではありません。ですが、**日々の臨床のなかや同僚との会話のなかに、多くのヒントが隠されています**。ぜひ、さまざまなアンテナを張り巡らせながら、ネタを探してください。

学会誌や商業誌から

　とはいえ、そもそも、日ごろから全く**論文**を読んでいなければ、研究のネタを探すのも難しいかもしれません。そのためにも、せめて関連学会から送付される学会誌や関連領域の商業誌などに目を通し、**日ごろから情報収集はしておいたほうがよい**かと思います。もちろん、web上にも論文検索サイトは準備されており、今では多くの論文が無料で閲覧・ダウンロードできるようになっています。なかでも、PubMed（欧文）やJ-STAGE（邦文）などは、検索も行うことができ、アブストラクト（要旨）までは完全無料で閲覧することができます（**図6**）。本文も一部無料で閲覧・ダウンロードできます。最新研究のテーマや内容をみるのが目的であれば、まずはアブストラクトだけでも目を通しておくことは大切です。なお、最近では、オープンアクセスジャーナルが増えていますので、無料で読める論文も徐々に増えてきました。

> 　現在、私は高齢者の介護予防に関する研究を行っています。よく、「介護予防に関する研究を行うようになったのはなぜですか？」という質問をいただきます。もともと、介護予防に興味があったのか？と聞かれると、答えはノーです。私が最初に研究に取り組んだのは、変形性股関節症患者の歩行分析についてです。ただ、このテーマに関しても興味があったのか？というと、決してそうではなく、当時の指導教員に「やってみるか？」といわれて勉強をはじ

※1　オープンアクセスジャーナル：web上で無料で閲覧可能な学術誌のことを指します。オープンアクセスでない雑誌では学会や出版社が出版費用を負担しますが、オープンアクセスジャーナルでは筆者が出版費用を負担することで研究論文を掲載しています。

1 ●研究準備期

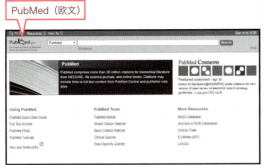
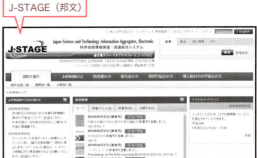

- **PubMed（欧文）**
  http://www.ncbi.nlm.nih.gov/pubmed
- **J-STAGE（邦文）**
  https://www.jstage.jst.go.jp/browse/-char/ja/
- **Google Scholar（欧文・邦文）**
  https://scholar.google.co.jp/?hl=ja

図6 論文検索サイト

めたのがきっかけです。もともと興味がなくても、研究を実施するなかで**さまざまな失敗体験や成功体験をくり返し**、そのなかで指導教員や友人、先輩などとディスカッションを交わしていくことで、だんだんと興味を抱くようになりました。

4〜5年間、このような研究を続けました。本来であれば、このまま継続的に発展させていきたいところですが、フィールドや対象者の状況を考慮すると、どうしてもテーマの見直しが必要な時期に

英語論文の読み方

英語論文を読もうとするなら、まずはアブストラクトを完璧に読み込むことからはじめましょう。特に結論の部分を正確に把握することが大切です。次に本文に移って方法を読み、研究デザインとパラメータと統計解析を把握します。そして、アブストラクトにある結論が導き出された結果がどこにあるのか考えながら結果をみていきます。多くの場合、大切な内容は表やグラフになっていますので、それらを中心にみるとよいでしょう。その後に考察を読みます。考察は第一段落に最も大切なことが書かれてあるので、まずは第一段落を丁寧に読みます。その後は自分が気になった結果について書かれている部分を読んで終了です。不慣れなうちから、論文のすべてを熟読する必要はありません。まずは必要なところからしっかりと読むようにすればよいと思います。

なっていました。ちょうどその頃、たまたま偶然に介護予防のモデル事業にかかわる機会がありました。この頃には、変形性関節症患者の歩行分析に大きな関心がありましたので、介護予防は**あくまでお手伝い**の感覚でした。十分な準備をしなかったということも大きな理由ではありますが、これまで経験したことのない業務内容で、実際にかかわりはじめるとうまくいかないことの方が多く、このモデル事業は私にとってたいへん苦い経験となりました。ですが、このような経験をするなかで、少しでもよいかかわり方ができないものか、少しでも参加されている高齢者の役に立つことはできないものか、と考えるようになり、少しずつ介護予防の魅力に気づきはじめました。

　結局、このようなことがきっかけで介護予防の研究を行うようになったのです。つまり、決してもともとテーマが決まっていて研究をはじめたわけではなく、やりたいテーマで研究をはじめたわけでもなく、指導者の意見やそのときの必要性に応じて勉強（研究）するようになりました。これはあくまで私の例なので、どのような方にもあてはまるというわけではありません（山田）。

> **POINT**
> ・同僚との会話、日々の論文検索から研究のネタを探す
> ・本当に興味のある研究テーマをすぐにみつけるのは難しい
> ・興味関心の有無にかかわらず、自身の周辺環境を見渡してみることが大切

4. 研究の臨床的意義について検討する

　研究のネタがみつかったら、それを研究することに本当に意義があることなのか、を考える必要があります（**図7**）。

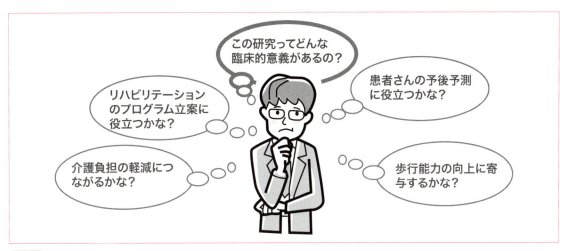

図7 臨床的意義を考えよう

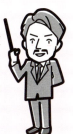

> 私が学生だったとき、指導教員の先生から「その研究の臨床的意義は？」ということを何度も何度も質問された記憶があります。当時は、臨床的意義を検討することの重要性を十分に理解できていなかったのですが、今思うと本当に重要な検討課題でした（山田）。

　十分に臨床経験・研究経験のあるような人は、この重要性について十分に理解していますが、経験が浅いセラピストではどうしても抜けやすいポイントになります。つまり、セラピストが研究を行ううえでは、その成果が臨床に役立つことが重要で、そのことを常に念頭においておく必要があります。もちろん、研究成果が臨床に直結する必要はありません。二次的でも三次的でも関連すれば意義ある研究といえます。ですが、これらのことを全く考えていなければ、どうしても内容が薄くなってしまいますし、いざ成果を報告する場でも**研究内容を強調しにくい**ことになってしまいます。ネタをみつけたら、何度も何度もその臨床的意義について考えておく必要があるでしょう。可能であれば、このタイミングで同僚や上司、または第三者の方とディスカッションを重ねることをお勧めします。この臨床的意義の検討は研究企画期（第2章）でも必要になります。

POINT
- 臨床的意義を明確にしておくことで、その研究の価値が増す

5. 先行研究をくまなく調べる

▶ 先行研究から研究ネタを吟味する

　　　研究のネタの臨床的意義を確認したら、先行研究をくまなく調べ上げましょう。ここでは、考えた研究ネタと全く同じ発想で、全く同じ内容の研究が、すでに実施済みであるかどうかを調べるだけではありません。同じような研究ネタに対して、**どのような研究デザインで実施されていて、どのような方法が用いられていて、どのような結果が得られていて、どのような考察がなされているのか**、という点について調べ、自分の研究ネタをしっかりと吟味していく必要があります。もちろん、同じような研究ネタの先行研究だけでなく、周辺領域の先行研究は可能な範囲で調べておく必要があります。

　　　このような視点で研究論文を読み進めていくと、「あれ、自分のやりたかったことは意味あるのかな？」、「あれ、自分のやりたかったことは本当にこれでいいのかな？」、「あれ、自分のやりたいことは実現できるのかな？」というように、自分のみつけたネタに対して疑問が生じることがよくあります。つまり、ネタの見直しが必要になるのです。

▶ 研究ネタを見直すことで研究イメージがみえてくる

　　　このタイミングでは、再度、同僚や上司、または第三者の方とディスカッションを重ねていきましょう。研究ネタの見直し、先行研究の調査、研究ネタの修正、先行研究の精読、というように、この作業を何度も何度もくり返すことで、ようやく自分のやりたい研究のイメージが姿をあらわしはじめます（**図8**）。ですが、ここで研究デザインが完成するわけではありません。本当の意味で、研究デザインを考えるスタートラインに立てたと思ってください。

　　　このように、研究デザインを考えるまでには、不毛とも捉えられるような期間を過ごさなければなりません。しかし、この期間はとても重要で、後で思い返せば最も楽しい期間といえるはずです。さまざまな人とディスカッションを行い、多くの研究論文に触れることで、新たな発想にもつながりますし、何より多くのことを学ぶことができます。モヤモヤした苦しい期間かもしれませんが、ぜひこの期間をエンジョイしてください！

POINT　・先行研究を吟味しながら、自身の研究のイメージを具体化していく

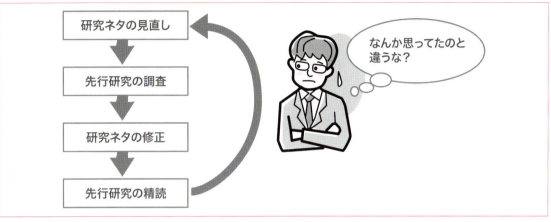

図8 研究のネタを吟味しよう

総説論文と研究論文

　一般的に論文とよばれるもののなかには、総説論文と研究論文があります。**総説論文**はさまざまな研究をまとめたような内容のもので、臨床現場のセラピストの多くは、この総説論文から最新情報をキャッチしていると思います。実際、総説論文を執筆する方は、その領域のトップランナーである場合が多く、多くの最新情報をわかりやすくまとめてあります。この総説論文の役割は、最新情報の提供になりますので、細かな測定方法などに触れることは少なく、主にメインの結果がまとめられています。総説論文は**非常に読みやすく、研究に関する専門用語**（統計の用語など）**を知っていなくても十分に理解することができます。**

　このような複数の研究をまとめたものにシステマティック・レビューとよばれるものがあります。これは商業誌に掲載されているような総説論文と比較すると、研究色が強く、少し理解しにくいものですが、数多くの研究論文を網羅的に調査し統合的に結果を導いていることから、たいへん参考になります。さまざまな学術誌でシステマティック・レビューを行った報告が掲載されていますが、なかでもコクラン共同計画のシステマティック・レビューは数多くの研究論文をくまなく調査し、ランダム化比較試験のように質の高い研究をまとめており、国際的な知名度も高いシステマティック・レビューです。

　一方、**研究論文**（原著論文、報告、資料、短報など）は、1つの研究を1.はじめに、2.方法、3.結果、4.考察という形で、細部に渡って記載してあります。もちろん、この研究論文も最新情報になりますが、総説論文のように多くの研究がまとめられるものではありません。また、研究に関する専門用語が飛び交うことになりますので、**ある程度は用語を知っておかないと全体を理解することは難しい**と思います。

Sanders KJ, et al：J Cachexia Sarcopenia Muscle, 7：5-22, 2016

総説論文

Cachexia in chronic obstructive pulmonary disease: new insights and therapeutic perspective

Sink KM, et al：JAMA, 314：781-790, 2015

Effect of a 24-Month Physical Activity Intervention vs Health Education on Cognitive Outcomes in Sedentary Older Adults
The LIFE Randomized Trial

研究論文（原著論文）

6. 研究のネタを整理する

> 私はよく学生に対して「なぜ、この研究をするの？ **簡単に説明して**」というリクエストをしています。なぜ、その研究をしようと思っているのか、その研究をすることで臨床的にどのような意義があるのか、ということが頭のなかでしっかりと整理されている場合には、この質問に対して端的に明確な返答をしてくれます。一方で、あまり整理されていない場合には（自分では整理できているつもりでも）、何をいっているのかよく理解できないような、まとまりのない返答をダラダラとします（山田）。

　日ごろから、他者とディスカッションをくり返し、そのなかで発生した問題に対して、先行研究などを調査・整理していくことで、頭のなかはドンドン整理されていきます。ぜひ、研究を行う意義について、端的かつ明確に説明できるよう、日頃から整理しておいてください（**図9**）。

　このように頭のなかを整理する方法の1つに、先行研究を整理しておくという作業があります。私は先行研究をまとめる際に、一覧表を作成する、スライドを作成

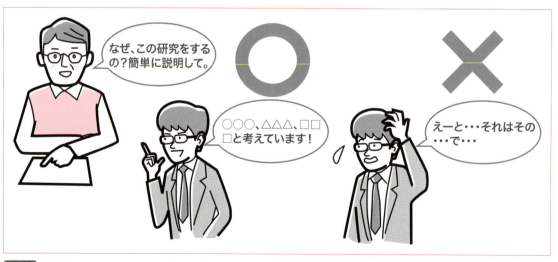

図9　簡単に説明するには整理が必要

するといった作業を行うようにしています。もちろん、これは何かのプレゼンで使用するためのものではなく、自分自身で先行研究を整理するためのものです（関連内容は第2章P47）。

> **POINT**
> ・研究の意義を端的かつ明確に説明できるよう、日頃から整理しておく

7. 先行研究を整理する

▶ 表を作成して先行研究を整理する場合

研究の種類ごとにまとめよう

例えば、高齢者の筋力に関する研究をまとめようとする場合、**表1**に示すように研究の種類ごとに表を作成します。高齢者の筋力に関する研究といっても、年齢と筋力との関連性を検討したもの、運動習慣と筋力との関連性をみたもの、疾患による筋力の違いを検討したもの、などいわゆる観察・調査研究のものもあれば、レジスタンストレーニングによる筋力増強効果を検討したもの、電気刺激による筋力増強効果を検討したものなどの介入研究のものもあります。この場合、**観察研究をまとめた表と、介入研究をまとめた表の2種類**作成するようにします。

記載する項目

表にはどのような項目を記載しておけばよいでしょうか。観察研究の場合には、①著者、②発表年、③掲載誌・号・ページ、④対象者数、⑤対象者属性、⑥簡単な方法（例えば筋力の測定方法など）、⑦主な結果（ここでは数値も）などを記載します。介入研究の場合には、①著者、②発表年、③掲載誌・号・ページ、④対象者数、⑤対象者属性、⑥介入内容、⑦測定方法、⑧主な結果などを記載します。特に介入研究の場合には、介入した群とコントロールの群の結果にどの程度の差があったのか、を示す効果量なども記載しておくと見直した際に効果的です。

なお、介入研究をまとめる際には、メタアナリシス[※2]を行いフォレストプロット[※3]を作成しておくとより有用です。メタアナリシスをする際には、Review Manager

---

※2 メタアナリシス：複数の研究結果を統合し分析することです。例えば、一つひとつの介入研究では介入群とコントロール群のサンプル数が少なく検出力が低い場合でも、複数の研究を統合することによって統計学的有意差が得られる場合があります。また、介入研究の結果は、複数の研究ですべて同じような傾向を示すのはなく、ポジティブな効果やネガティブな効果が混在する場合もあります。このような場合、メタアナリシスを実施することによって統合的な結果を示すことができます。
※3 フォレストプロット：メタアナリシスで利用されることの多い図のことで、複数の研究結果を1つの図に集約するものです。フォレストプロットには、解析に用いた研究を統合した結果も示されます。

表1 先行研究を整理する表（例）

著者	文献情報	対象者	対象者年齢	対象者数	介入時間	介入頻度	介入期間	介入内容	アウトカム 筋力	アウトカム 移動能力	アウトカム ADL
Baum E E 2003	J Am Med Dir Assoc. 2003 Mar-Apr;4 (2) :74-80.Effectiveness of a group exercise program in a long-term care facility: a randomized pilot trial.Baum EE1, Jarjoura D, Polen AE, Faur D, Rutecki G.	施設入所者65歳以上何らかの疾病を有する	介入群：88 (75-96) コントロール群：88 (78-99)	介入群：11 コントロール群：9	60分	週に3回	50週	筋力トレーニング	―	○	―
Binder E F 2005	J Gerontol A Biol Sci Med Sci. 2005 Nov;60 (11) :1425-31.Effects of progressive resistance training on body composition in frail older adults: results of a randomized, controlled trial.Binder EF1, Yarasheski KE, Steger-May K, Sinacore DR, Brown M, Schechtman KB, Holloszy JO.	78歳以上運動機能低下IADL低下	介入群：83±3 コントロール群：83±4	介入群：n=53 コントロール群：n=38	90分	週に3回	12週	漸増抵抗運動	○	―	―
Boshuizen HC 2005	J Aging Phys Act. 2005 Jan;13 (1) :5-22.The effects of physical therapists' guidance on improvement in a strength-training program for the frail elderly.Boshuizen HC1, Stemmerik L, Westhoff MH, Hopman-Rock M.	下肢筋力低下者	高頻度群：80.0±6.7 低頻度群：79.3±7.0 コントロール群：77.2±6.5	高頻度群：n=24 低頻度群：n=26 コントロール群：n=22	40分	高頻度群：週に2回 低頻度群：週に1回	10週	下肢の筋力トレーニング	高頻度○ 低頻度○	高頻度○ 低頻度○	―
Doner T 2007	Aging Clin Exp Res. 2007 Oct;19 (5) :400-5.The effect of structured strength and balance training on cognitive function in frail, cognitive impaired elderly long-term care residents.Dorner T1, Kranz A, Zettl-Wiedner K, Ludwig C, Rieder A, Gisinger C.	施設入所者75歳以上	介入群：86.7±6.1 コントロール群：86.9±5.7	介入群：15 コントロール群：15	50分	週に3回	10週	筋力トレーニング、バランストレーニング	○	―	×
Faber M J 2006	Arch Phys Med Rehabil. 2006 Jul;87 (7) :885-96.Effects of exercise programs on falls and mobility in frail and pre-frail older adults: A multicenter randomized controlled trial.Faber MJ1, Bosscher RJ, Chin A Paw MJ, van Wieringen PC.	Friedの基準でpre-frailおよびfrail	歩行トレーニング群：85.4±5.9 バランストレーニング群：84.4±6.4 コントロール群：84.9±5.9	歩行トレーニング群：n=66 バランストレーニング群：n=80 コントロール群：n=92	60分	週に2回＊最初の4週間は週に1回	20週	機能手的歩行訓練バランストレーニング	―	○	○

1 ●研究準備期

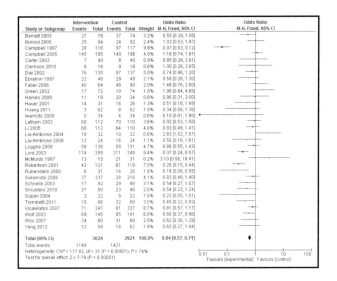

- Review Manager 5.3

　　http://tech.cochrane.org/revman/download

図10　フォレストプロット（例）

　というソフトを使ってみましょう（**図10**）。フリーでダウンロードできるソフトになりますので、だれでも使用することが可能です。もちろん、すでに報告されているシステマティック・レビューはくまなくチェックしておいてください。特に学術誌に掲載されているようなシステマティック・レビューは査読を経て掲載されているものも多く、良質の情報を手に入れることができます。少し難易度は高くなりますが、既報のシステマティック・レビューを数多くみておくことで、前述のような表をうまく作成できるようになります。

▶ スライドを作成して先行研究を整理する場合

　先行研究をスライド（パワーポイント）にまとめる場合には、1つのスライドに1〜2つの研究をまとめるようにします（**図11**）。もちろん、自分自身の情報整理の目的でスライドを作成しますが、**他者へ説明することを想定しながら作成する**ことでより整理されます。他者へ先行研究を説明するという想定であれば、一つひとつの研究の関連性なども意識しながらスライドを作成することになります。前述した先行研究をまとめた表とは異なり、スライドを作成することで図・表なども加えることができますので、より詳細が理解しやすいようにまとめることができます。

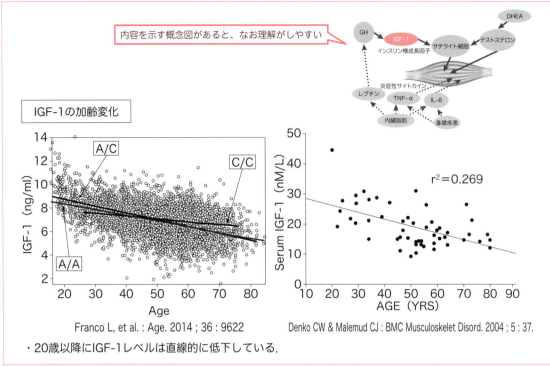
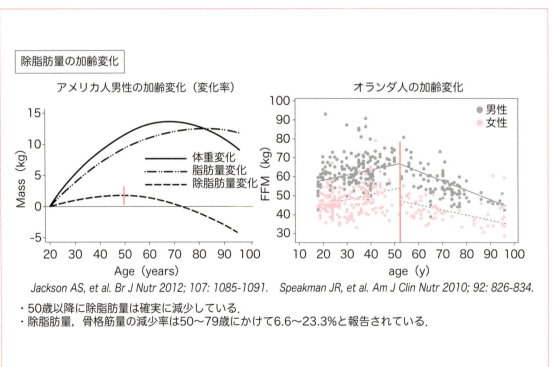

図11 先行研究を整理するスライド（例）

> 現在の私の所属先では、大学院1年目に文献研究発表という課題が設けられています。前述した表やスライドを駆使しながら、その領域の知識が全くないような対象者に対してプレゼンテーションすることが求められます。この課題は、研究計画を立案する前段階で課されるものです。このように、第三者に説明するような機会があることは、有用な情報整理になりますので、ぜひ、研究計画を立案する前の時点で、第三者にうまく説明できるよう情報を整理しておきましょう（山田）。

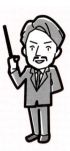

POINT
- 先行研究は、テーマごとに表を作成しながら整理しておく
- 他者に説明することを想定してスライドを作成しておくことで、より情報が整理される

8. アウトカムをイメージしておく

　研究テーマの設定と先行研究の整理を行うなかで、重要なのはアウトカム（第2章 ⑥参照）の設定です。つまり、研究の成果・効果を何に設定するのかということになります。観察研究の場合には、「従属変数[※4]を何にするか」といったりもします。このアウトカムの設定は、測定項目にも影響しますので、何度も何度も入念に検討することが求められます。研究の多くは観察研究になるかと思いますが、このような研究では因果関係を論ずることがとても難しくなります。ですが、**従属変数と独立変数の関係は常に明確にしておく**必要があり、計画の段階から何が従属変数なのか、その従属変数に影響を及ぼす独立変数は何なのか、ということを十分に練っておく必要があります（**図12**）。また、アウトカムは臨床的意義・価値のある内容に設定すべきであり、そのような点でも十分なディスカッションのうえ、決定することが望まれます。

※4 従属変数：アウトカムと同様に成果や効果という意味で用いられる場合が多いです。観察研究では、「$y = ax + bx + cx \cdots$」という回帰式で結果を説明されることが多く、この回帰式でyに相当するのが従属変数になります。一方、xに相当するものを独立変数といいます。例えば、「背の高い男性ほど走るのが速い」ということを説明する場合、「走行速度＝a×性別＋b×身長＋定数」という回帰式が成り立ち、走行速度が従属変数、性別と身長が独立変数ということになります。

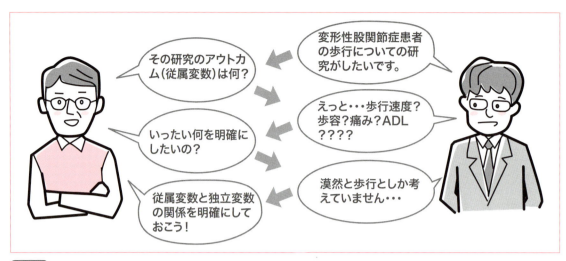

図12 従属変数と独立変数

> 私が大学院生とディスカッションを行っているなかでも、従属変数と独立変数が定まっていない場合が多く見受けられます。そのような場合、第三者に対する説明も不十分になり、どのような研究をしたいのかが不明確になります。また、臨床的意義を感じにくいようなアウトカムに設定している場合も多く、アウトカム設定の重要性を日々痛感しています（山田）。

POINT　・研究計画段階で、従属変数と独立変数の関係は常に明確にしておく

9. 対象者数をイメージしておく

　研究を行うにあたって多く受ける質問として、「対象者は何名くらい必要ですか？」という内容があります。じつは、このような対象者数（サンプルサイズ）[※5]の算定は、おのおのの研究によって異なり、**立てた仮説を検証するのに適正なサンプルサイズを算出する**ことが求められます。研究の手順としては、①仮説を立てる、②必要なサンプルサイズを算出する、そして③実行、となるかもしれませんが、実際に

※5 サンプルサイズ（標本の大きさ）：統計解析の対象となった人数のことです。臨床疫学研究においては非常に一般的な用語です。その他の表現も可能ですが、解析対象となった人の数を示すときは共通言語として積極的に使用してみましょう。

は、①仮説を立てる、②必要なサンプルサイズを算出する、③自身の施設で対象となる患者数の実績（昨年度の入院人数など）とサンプルサイズを照合するという作業をくり返す、そして④実行する、となります。というのも、「脳卒中患者における麻痺の重症度と移動能力との関連性を検討する」というテーマを掲げた場合、対象者数が300例程度必要となる場合もあります。でも、実際にそこの施設では、対象となる脳卒中患者が年間30〜40例程度しか入院していないという実績の場合には、このテーマを検証するために10年もの長期間にわたって研究を実施する必要が生じます。せめて2年間で結果を出したいという想定であれば、60〜70例でも十分に達成できそうなデザインに修正する必要があります。このように研究には実現可能性という大きな壁が存在します（**図13**、関連内容は第2章P65）。

> 私は主に社会人の大学院生の指導を行っていますが、多くの学生が直面する壁として、このサンプルサイズの問題があげられます。「XXX者におけるYYYとZZZとの関連性を検討したい」と思っていても、大学院在籍中には到底集められないようなサンプルサイズが必要となる場合が多く、見直しを余儀なくされる場合が多々あります。大学院、特に修士課程では、研究の方法論を学ぶという要素が大きいので、実現可能レベルに応じたサンプルサイズで期間内に実施可能な研究デザインを再考することになります（山田）。

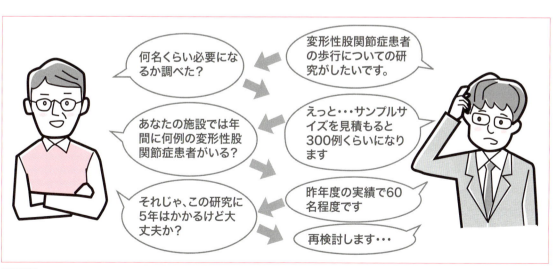

図13 サンプルサイズと実現可能性

| POINT | ・対象者数を適切に見積り、実現可能な研究計画を作成する |

10. ネゴシエーション

▶ 研究開始前には念入りな調整を

　ときどき、「研究するにあたって最もたいへんなことは何ですか？」という質問を受けることがあります。このような質問を受けた際、**まず頭に浮かぶのは「準備」です**。フィールド※6はやってくるものではないので、足を使って自分から掴みに行かなければなりません。

> 　私は高齢者の介護予防に関する研究をメインテーマとしています。そのため、高齢者に接する機会を確保することはきわめて重要な課題になります。何度か職場が変わりましたので、研究を継続するためには、そのたび、大学の近隣でフィールドを確保することが求められてきました。とはいえ、縁もゆかりもない土地で新たにフィールドを確保するのは至難の技です。実際、私もこのフィールド確保に関しては随分と苦労してきましたし（現在もしています）、同じような悩みをもった方も大勢いるのではないかと思います。以下では、私が実際に行っているフィールド確保に向けた取り組みを紹介したいと思います（もちろん、私の方法が絶対というわけではなく、もっと良質・効果的な方法もたくさんあると思います。あくまで参考程度に）（山田）。

足を使ってフィールドを掴もう

　もちろん、フィールドを提供してくれそうな方々が集まるような場に足しげく通い、大量に名刺交換を行い、知り合いを増やしておくということも有用な方法です。

※6 フィールド：フィールドにはさまざまな意味があると思いますが、ここでいうフィールドとは研究を実施する場所、地域、施設ということになります。実験的な研究を行う場合であっても、若年者の学生を対象とした研究ではなく、高齢者や疾患患者を対象とした方がはるかに重要な情報を含んでいます。フィールドを確保して良好な関係を築いておくことで、単発の実験研究を行う際にも非常に声が掛けやすくなります。

ですが、そのような準備ができていない場合には、まずは自分を知ってもらうということが大切です。例えば、フィールドを提供していただけそうな方々を対象とした情報提供の場を開催するようにします。この情報提供の場の真の目的は、あくまで自己主張の会ではなく、このような催しものをきっかけにわれわれを認識してもらうということです（もちろん、満足してもらえるよう、入念に準備する必要があります）。

なお、このような会を企画すれば、案内物を送付することができます。案内物を送付するのは、大きなチャンスです（**図14**）。情報提供の場は単発開催になりますので、日程が合わない人も多くいますが、この案内物に自分たちのアクティビティーの紹介を入れておくことで、多くの関係者の方々に自分たちの存在を知ってもらうことができます。場合によっては、送付先の担当者から「当日は参加できないけど、資料だけでも欲しい」などといった連絡をもらうことがあり、これは非常に大きな第一歩になります。

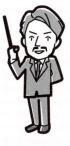

> 私はこのような案内文を送付する際、できる限り手書きで宛名を書くようにしています。決して達筆なわけではないですが、少しもこちらの誠意を届けるためには、活字よりも手書きの方が伝わりやすいのでは？ というのが私のこだわりです。特に、最近は宛名が活字のダイレクトメールも多いので、手書きのものの方が珍しく開封してもらえる可能性も上がるかな？ という期待もしています（山田）。

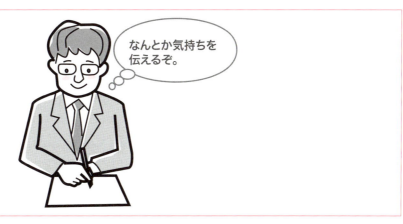

図14　誠意を届ける工夫をしよう

担当者と良好な関係を築こう

　実際に情報提供の場に参加いただいた人は大切にしなければならない存在です。というのも、わざわざ日程調整して参加してくれた方々は、少なくとも自分たちの活動内容（研究内容）に興味があると考えられるからです。自治体や施設の長を口説いてトップダウンでフィールド許可を得るような戦略もありますが、実際に一緒に仕事をしていくのは市長や施設長ではなく現場の担当者です。フィールドは確保するだけでなく、継続的におつき合いしていくことが最重要になりますので、トップダウンも重要ですが、担当者の方々と良好な関係を構築しておくことが何より大切になります。そういった点からも、情報提供の場に参加してもらえる担当者は貴重な人材です。しっかりと良好な関係を構築しておきましょう。

　とはいえ、案内文を受けとった人のほとんどは参加してくれません。何らかのリアクションが得られるのも1割未満です（1％未満であることもしばしば）。全くリアクションが得られなくても、臆することなく、再度別の機会に案内文を送付するようにしましょう。

関係を深め、フィールド提供をお願いしよう

　このようなきっかけを経て担当者の方々と少し仲よくなれれば、次は関係性を強固なものにしていく必要があります（研究フィールドのお願いはまだ先です）。迷惑にならない程度に電話やメール、それにご挨拶にうかがうことも重要です。ある程度、関係性が構築されてくると、先方からさまざまなお願いをされる場合があります（雑用レベルから講師の依頼などさまざま）。このようなお願いはできる限りうけるようにしましょう。そして、最良の結果を提供できるように念入りに準備して望んでください。ここで重要なのは、担当者との関係性を確実なものにすることです。「この人に任せればこのくらいしっかりと仕事をしてもらえそうだ」と思っていただけるように、丁寧に紳士的な態度で臨んでください。ですが、このような地道な努力をしていても、年度をまたげば担当者が代わってしまうこともしばしば。これは不運な人事異動ですが、もちろん、担当者の引き継ぎも適切に行っている場合が多いので、ベストなアピールをし続けておくことは重要です。

　さまざまなお手伝いを行い、強固な関係が築ければいよいよ研究フィールドのお願いです（詳細は第2章⑩参照）。もちろん、断られる場合も多いですが、何らかの形で協力いただける場合があります。どんな些細な形でも研究に協力してもらえるのはたいへんありがたいことです。ぜひ、さらなる研究に発展するようにがんば

りましょう。もし、協力できないとなった場合でも、せっかく構築できた関係性ですので、まずは先方の依頼に応じるような形で良好な関係性を維持するようにしてください。いずれ、協業できる可能性があると思います。

▶ 病院でもネゴシエーション

フィールド確保だけでなく、研究を手伝ってくれる方に対するネゴシエーションも、いうまでもなく重要です。特に院内で行うような研究であれば、1人で対象となる疾患患者のデータを収集することは困難です。そのため、どうしても同僚、場合によっては他部署の協力が不可欠になります。つまり、部署内、他部署の関係スタッフには十分に下交渉をしておかないと、せっかくの研究計画が水の泡なんてことも少なくないです。**日頃から十分なコミュニケーションをとり、気持ちのよい挨拶を行い、時にはケーキの差し入れをする**などしながら十分なネゴシエーションをしておく必要があるでしょう（**図15**）。

このようなフィールド調整や協力者へのネゴシエーションは本格的な研究計画を立てる前に行っておく必要があります。当然のことですが、このようなフィールドの整備状況によっては、研究計画を大幅に見直していく必要があるからです。

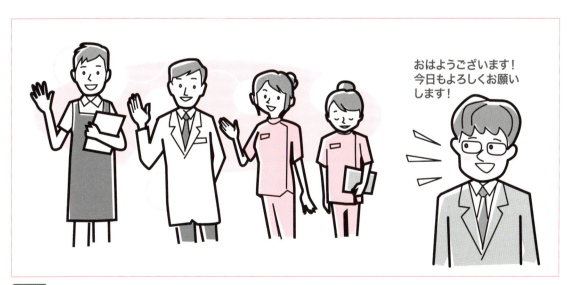

図15 日頃からコミュニケーションをとろう

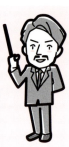

　私が、社会人の大学院生（日中は病院のセラピスト、夜は大学院生）を指導するに際して、最初に、また最も大きくつまずくのは、じつはこのフィールド調整です。一見、軽視されがちですが、「協力が得られると思っていた」、「もっと対象者が集まるはずだった」など、この準備が不十分で研究遂行が困難になることは多々あります。ぜひ、このような状況に陥らないように十分な事前準備を心がけてください（山田）。

POINT
- 研究に協力者（機関）は不可欠な存在
- 研究に協力してもらえるよう、丁寧に紳士的な対応を心掛ける
- 協力者には、日ごろから十分にコミュニケーションをとり、気持ちよく「お手伝いをしてあげよう」と思ってもらえるような配慮が必要

11. 予備研究の準備の重要性

　ある程度、研究テーマが定まってきたら、どのような方法で研究を進めるべきかを事前に検討しておく必要があります。特に測定方法に関しては、各先行研究で異なる方法が用いられている場合があり、どのような方法が自身の研究に適しているのかを検討する必要があります。また、測定を行う際、介入を行う際には、それらの所要時間がかなり重要になります。先行研究をまとめていくなかで、さまざまな測定方法に直面し、あれもこれもとなっていると測定項目が膨大な数になってしまいがちです。もちろん、さまざまな項目を測定できるに越したことはないですが、対象者の負担や測定時間を考慮するとどうしても絞らなければなりません。各測定項目に一体どの程度の時間がかかるのか、ということは最低限知っておいた方がよいかと思います（図16）。

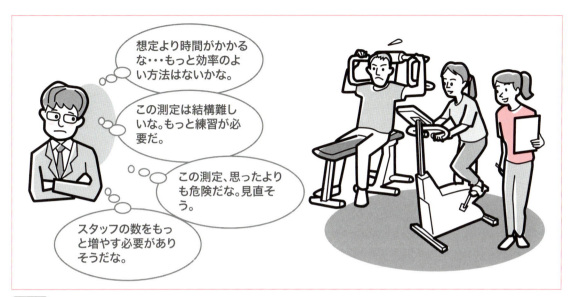

図16　予備研究による検討

> 　私は高齢者の方々を対象に、身体機能測定を行う場合が多く、このような際には1日に100名程度の測定を行います。測定会場の構造や、対象者が来場する時間帯、同じ時間帯に来場する対象者の人数、測定スタッフの人数などを考慮しながら、1人の対象者にかけられる時間を考え、逆算しながら測定項目を絞る必要があります。もちろん、このようななかでも必ず測定しなければならない項目（プライマリーアウトカム、セカンダリーアウトカム、基本属性など）は外すことができません。じつはこのような作業がとてもたいへんで、毎回のように頭を悩ます問題です。何度も何度も、共同研究者や大学院生とディスカッションをくり返して決定しています。あくまで個人的な印象ですが、このようなディスカッションをしっかりと実施しておけばおくほど（さまざまなことを考えておけば考えておくほど）、当日の運営もスムースになります。当日運営のスムースさは、さまざまな事故発生や対象者の待ち時間対応などの減少にもつながりますので、本当に重要と感じています（山田）。

病院や施設で測定を行う場合にも（私のような集団検診のような形ではなく、1対1対応の場合でも）、測定のシミュレーションは重要です。多くの場合、診療時間内や昼休み、診療後などに対象患者の測定を行っているようですが、限りある時間のなかで、対象者の負担も考慮しながら測定を行わなければなりません。また、このように対象者をエントリーされるごとに計測を行うという研究の場合には、長期間にわたって測定を行い続けなければなりません。ご自身や協力してくれるスタッフの体力なども十分に考慮して、あまりタイトな環境になり過ぎないように努めるのも重要かと思います。

　このように予備研究は測定の制度を高めるだけでなく、研究をスムースに実施するうえで非常に重要になります。もちろん、測定項目が決定すれば、より正確に、より迅速に測定できるようにトレーニングを行う必要がありますが、それはもう少し後の話になります。

> **POINT**
> ・**予備研究（測定）は、研究（測定）をより正確に、スムースに、安全に行うために必要なプロセス**

2 研究企画期

研究デザインを立案し、研究計画を完成させよう

― 研究企画期の流れ

研究準備期 → **研究企画期**（研究デザインを考える → アウトカムを設定する → 測定方法を決定する → データの扱い方を考えておく → 統計解析をイメージする → サンプルサイズを決定する → メンバーを揃える → フィールドを確保する → 臨床的意義をみつめ直す → 研究計画書作成・倫理審査・臨床研究登録）→ 研究実施・まとめ期 → 研究成果期

研究企画期は、研究テーマがある程度定まり、**どのように研究を組み立てていくのか？** を決定していく研究の企画段階になります。ここで研究テーマを吟味し、適切な研究デザインを立案しておくことで、研究のフレームを強固にしておきましょう。場合によっては、再び準備期に戻ってテーマを練り直すことも大切です。それでは、まずは研究デザインについて学んでいきましょう。

1. 研究デザインを考える

▶ 研究デザインとは？

研究デザインは、研究計画の骨格となる非常に重要なもので、**研究をすすめる型**のようなものです。研究デザインにあわせて、アウトカムの測定方法や測定するタイミングが決められます。また、研究デザインによって得られる結果の種類が異な

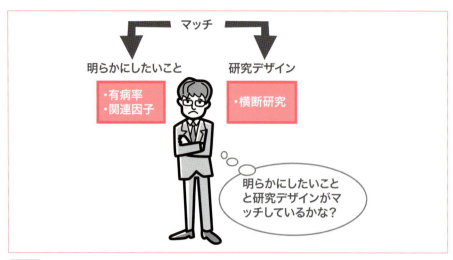

図1 明らかにしたいことと研究デザインはマッチしている？

り、因果関係に言及することのできるデザインもあれば、そうでないものもあります。そのため、研究で明らかにしたいことと研究デザインがマッチしている必要があります（**図1**）。研究デザインが決まることで、対象者の選定や測定項目をあわせて決定していくことが可能になります。研究デザインは、研究を進めるにあたって基本的に途中で変更することができないため、十分に時間をかけて吟味しましょう。研究デザインを考える際には、研究で明らかにしたいことや研究を実施することが本当に可能かという点についても十分考慮して考えましょう。

▶ 臨床研究における研究デザインの種類

　医学系研究は大きく分けて基礎研究と臨床研究に大別され、本書では「人を対象にした医学研究」に該当する臨床研究を主に扱います。研究デザインとして用いられるものの例として、観察・調査研究においては、**横断研究、症例対照研究、コホート研究**などがあり、介入（効果検証）研究には**ランダム化比較試験**（randomized control trial：**RCT**）などがあります。他にも、検査や評価方法に関する研究として、**検査方法や診断方法の信頼性ならびに妥当性を検討する研究**などもあります。それぞれの研究デザインには強みや弱みなどの特徴があり、研究の目的や実現性に応じて研究デザインを選択するためには、それぞれの特徴を正確に知っておく必要があります。

　さらに、研究デザインによって明らかにできる結果の種類やエビデンスのレベルは異なるため、それらをあわせて押さえておきましょう。研究デザインに関する知識を

もっていないと、先行研究を参照する場合にも理解が不十分になります。ここでは、できるだけ具体例を引き合いに主な研究デザインを理解することを目標とします。

> はじめて研究を企画したときのことですが、自分がどんな研究をしたいかが定まるまでに非常に時間がかかりました。最初は必要な知識が不足しているので、余計に時間がかかります。研究について独学で学ぶのは限界がありますし効率もよくないです。ですから、できるだけ早い段階で指導をお願いできる人に出会い、たくさん指導してもらうことが大事です。そのきっかけづくりのためにもぜひ学会に参加しましょう（土井）。

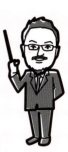

POINT
- 研究内容、研究目的に適したデザインを吟味する
- 実現可能な研究デザインを選択する

2. 問題の定式化（PECO、PICO）

▶ PE(I)COにより研究テーマを整理する

研究テーマが決まったり、調べてみたいことや明らかにしたいことが定まってきたら、まずはPECO、PICO〔以下あわせて**PE(I)CO**〕とよばれる、研究に関する問題点・疑問点（リサーチクエッション）を抽出し定式化する方法を用いて整理するとよいでしょう（**表1**）。これは、研究を実施するためだけでなく、先行研究を調べる際にキーワードを整理することにも役立ちます。研究を行う際に、最初から問

表1 PE(I)COを用いた問題の定式化

P	Patient（患者）、Participants（参加者） Problem（問題）	どんな人に どんな問題に
E (I)	Exposure（曝露・要因） Intervention（介入）	何によって 何をすると
C	Comparison（比較）	何と比べて
O	Outcome（アウトカム）	どうなるか？

題点が明確であることはほとんどありません。最初は大まかに問題点を抽出し、先行研究などを調べたり、他の人と議論したり、自分の考えを整理していくなかで徐々にブラッシュアップされてきます。慣れるまでは、時間がかかってもいいので問題の定式化に十分時間をかける必要があります。しかし、この問題の定式化がちゃんと行えれば研究目的が徐々に明確になり、非常に重要な意味をもちます。

エビデンスレベルとは？

エビデンス（evidence）とは辞書的には「証拠」や「根拠」という意味ですが、ここでいうエビデンスが意味するものは、もう少し広がった意味になります。エビデンスの意味をたどる場合、evidence based medicine（EBM）という、科学的根拠にもとづいた医療を提供しようという考え方における、エビデンスのことだと思ってください。例えば、検査や治療方法に選択肢がある場合に、「エビデンスにもとづいて検査や治療方法を選択しよう」というようにエビデンスという言葉・概念を用います。もちろん、臨床場面においてはEBMだけでは決定できないことがたくさんあります。今までの臨床経験や患者とのやりとりをもとに解決策を見出すことも多分にあり、そのような概念をnarrative based medicine（NBM）といい、EBMとNBMのおのおのをバランスよく考慮し臨床に反映させることが重要であると考えられています。エビデンスには程度の幅があり、高いエビデンスを背景に今日では一般的になりつつある例として「高齢者の筋力低下を改善させるために運動療法を実施する」というものから、特殊な治療方法で検証例があるかないかくらいの比較的低いエビデンスしか存在しないものまでさまざまです。このようにエビデンスのレベルにもとづいて各学会などからガイドラインやそれに順ずるものが出されています。テーマに沿って**表**のようにエビデンスレベルを整理し、その内容にもとづいて推奨レベルがガイドラインとして提示されています。**表**のとおりRCTは、高いエビデンスをもっています。同じ研究テーマで複数のRCTにおいておよそ同じような結果が得られると、エビデンスとしては最も高くなると考えられています。RCTができない場合でも、比較研究を行うことで、ある程度エビデンスを得られると認識されています。さらに、観察研究のなかでは、コホート研究の方が横断研究などよりもエビデンスレベルが高いとされています。先行研究が十分に存在し、臨床的にも一般的な内容に関してはガイドラインなどを参考にすればよいですが、自身が行う研究テーマにおいて先行研究が少ない場合には、「どの程度のエビデンスレベルまで研究が存在しているのか」、もしくは「どのエビデンスレベルの研究が行われていないのか」ということを、先行研究を参照して適確に知る必要があります。

表　エビデンスレベルの分類

エビデンスのレベル	内容
高 ↑ ↓ 低	RCTのメタアナリシス（RCTの結果がほぼ一様）
	RCT
	よくデザインされた比較研究（非ランダム化）
	よくデザインされた準実験的研究
	よくデザインされた非実験的記述研究（観察・症例研究）
	専門家の報告・意見・経験

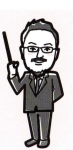

> 学生時代に指導教員からいわれた数々の言葉の1つとして「研究目的を一文でいって」が印象に残っています。これはシンプルな質問ですが、意外に難しいのです。研究目的を一文で説明するためには、じつはこの問題の定式化がちゃんとできていることが必要不可欠になります。研究目的・内容を他人に説明するときに、問題の定式化がきちんと行えていないと、おのずとうまく説明できません。逆に、問題の定式化を十分に行っていれば、研究目的を一文で説明することができます（土井）。

▶ PE(I)COを考える

PE(I)COがあらわすものは**表1**のとおりで、最初に押さえておきたいのは定式化したい研究に関する問題点・疑問点は介入や治療に関することなのか、もしくは介入や治療がテーマではないのかという点です。**介入や治療を検討しないのであれば「PECO」を、介入や治療に関することを定式化する場合は「PICO」で整理するとよいでしょう。** その次に決まりやすいのは「P（どんな人に、どんな問題に）」や「O（どうなるか？）」です。特定の疾患や障害に着目するのであれば、それらを有している人がPにくるはずです。また、そのような疾患や障害による問題点や症状である場合もあります。 実例 ではいくつかの例をもとに問題点を定式化し、どのような流れを経て定式化の内容が決まるかについてPECOとPICOの場合に分けて解説しています。定式化の際に参考にしてください。

> **POINT**
> ・じっくり時間をかけてリサーチクエッションを定式化〔PE(I)CO〕する
> ・介入や治療を伴わない研究であればPECOを、伴う研究であればPICOを設定する
> ・PE(I)COに沿って研究目的をまとめる

実例　PECO の例：脳卒中と運動をテーマにした場合

　脳卒中と運動習慣をテーマとしてとり上げてみましょう。リサーチクエッションにもよりますが、脳卒中の発症に対して運動がどのような影響を及ぼすのか？ つまり、運動をすることが発症リスクを下げることにつながるのかということを検討するとします。この場合、Oが「脳卒中の発症」であることはいうまでもありません。Pは、考え方にもよりますが、この場合は「脳卒中を発症していない人」がよいでしょう。もし、すでに発症している人を対象にする場合は、再発のリスクを検討することになります。ただし、選択する研究デザインによっては、発症している人としていない人の両方を含める方がよい場合もありますので、デザインと照らし合わせながら最終的に判断する必要があります。Eは運動による影響をみるため、運動習慣の有無や身体機能が適切でしょう。ここでは「運動習慣をもっていること」にしたいと思います。そうすると、Cは当然、「運動習慣をもっていない人」ということになります。

実例　PICO の例：変形性膝関節症の痛みに対する介入・治療をテーマにした場合

　変形性膝関節症の痛みに関する介入・治療を研究のテーマとしてとりあげてみましょう。この場合、Pが比較的簡単に決められます。おそらくみなさんも臨床の疑問が生じてくる場合には、疾患や障害、症状であることが多いと思います。Pを「変形性膝関節症の人における痛み」に設定します。介入・治療についてはすでに行われている治療方法がいろいろあると思いますが、ここでは仮に「運動療法を臨床で試みたいが、その効果がよくわかっていない」という状況であるとしましょう。その場合、運動療法の効果を明らかにする必要が出てきますから、Iの部分を「運動療法」にします。

　あとは、CとOの部分を埋めればいいのですが、ここからが少し複雑になってきます。まず、Cについてですが運動療法の効果を検証したいのであれば、比較するものは「何も治療しない状態」になります。しかし、実際の臨床で何もしないということは現実的にありえません。セラピストの行う介入研究でよくみられるのは、Cを従来の治療や古典的な治療法に設定し、Iには従来の治療に加え、効果を検証したい方法を追加する手法です。具体的には、あるグループには従来の治療を行い、あるグループには従来の治療に加え運動療法を追加で行い、その結果を比較するという手法です。このような手法であれば、倫理的にも問題ないとされる場合が多いようです（倫理委員会の審査基準は審査会によってさまざまなので断定はできません）。Oは非常に難しい点であり慎重に吟味する必要があります。痛みの評価方法といっても切り口によってはさまざまなものが指標になる可能性があります。痛みそのものを評価する場合に、主観的な程度であればVASなどを測定しますし、脳の賦活状態をfMRIを用いて測定したりもします。さらに、痛みが直結するADLや運動機能などを評価する場合もあります。どのアウトカムを選定するかはよく吟味して考えましょう。

3. 研究デザインの種類

▶ 介入研究と観察・調査研究

　問題の定式化とあわせて研究デザインを選択しましょう。研究の目的や実際に実施できるかどうかについては、それぞれ研究デザインの長所・短所を含む特徴を知る必要があります。研究デザインを選択するうえで、いくつか重要なポイントを踏まえたフロー図に沿ってみていくことにします（**図2**）。

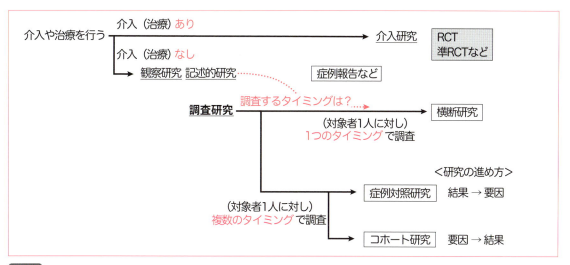

図2 研究デザインの候補を選んでみよう
文献1を参考に作成。

　研究デザインを考えるうえで、まずはじめに考えるべき点は、問題の定式化の場合と同じように治療や介入を伴うのか、そうでないのかということです。介入や治療を伴うのであれば、おのずと**介入研究**のデザインを選択する必要があり、そうでない場合には、**観察・調査研究**を選択することになります。介入研究には、ランダム割付を行う**RCT**とランダム割付を行わない準RCTがあります。観察・調査研究においては、記述的情報を中心として症例報告や調査を伴う研究として横断研究やコホート研究などがありますが、調査するタイミングと研究の進め方によって種類が異なってきます。その他の研究の種類としては、評価や検査方法の信頼性や妥当性を検討する研究があります。

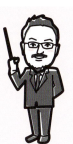

　研究デザインに関してはいろいろな教科書を読んで勉強することも可能ですが、一番頭に残る方法は自分の興味のある分野の論文をたくさん読むことです。慣れないうちは、「方法」の部分を何回も何回も読んで、その研究がどういったことをやっているか、ちゃんと説明できるようになるまで読むと、おのずとデザインやアウトカムの設定、統計の知識が増えていきます。それらを整理してテキストで残しておくと、後で見返すこともできるのでぜひやってみてください（土井）。

▶ 各研究デザインには強みと弱みがある

主な研究デザインの特徴を整理すると**表2**のようになります。ここで重要になるのは、各研究デザインにはおのおの強みと弱みが存在し、それらを考慮して実施できる可能な範囲のなかで質の高い研究を行うことです。

RCTのエビデンスレベルが高いことは前述しましたが、よくある疑問として「RCTでないと研究をやる意味がないのか？」というものがあります。もちろん、自分の取り組んでいるテーマにおいて、介入研究によって明らかにすることが必要で、最終的なゴールがRCTによる検証であればそれを行うのが理想です。しかし、❻ ▶**実現性**で詳しく述べますが研究を実施するにはさまざまな資源（人、環境、お金など）が必要となるため、必ずしもRCTを実施できるとは限りません。このように

表2　研究デザインの長所と短所

	研究デザイン	長所	短所
観察研究	横断研究 (cross-sectional study)	研究期間が比較的短い コストが比較的低い 複数のアウトカムを同時に研究することが可能 存在率（有病率など）を求めることができる	因果関係が不明である （関連性を示すにとどまる） 稀な予測因子やアウトカムに向かない 発生率を求めることはできない
	症例対照研究 (case-control study)	稀な疾患やアウトカムに適応可能 研究期間が比較的短い コストが比較的低い	サンプリングバイアスが生じやすい
	前向きコホート研究 (prospective cohort study)	因果関係を比較的明確にできる	研究期間が比較的長い コストが比較的かかる
	後ろ向きコホート研究 (retrospective cohort study)	研究期間が比較的短い コストが比較的低い	対象者の選定や測定をコントロールできない
介入研究	ランダム化比較試験 (randomized controlled trial：RCT)	治療効果や予防効果を検証する強力な手法 ランダム化により未知の交絡因子の制御が可能である	介入内容によっては倫理的問題を十分に考慮する必要がある 研究期間が比較的長い コストが比較的かかる

バイアス：系統誤差とよばれるもので、偶然ではなく研究結果に影響を与える因子です。バイアスにはいろいろな種類があり、対象者、アウトカムなどにおいて生じやすくなっています。対象者に関するバイアスとして有名なものは、「サンプリングバイアス」とよばれるもので、対象者を選定する際に選ぶ方法のせいで偏った対象者が集まってしまい結果に影響が出る場合です。例えば、地域在住高齢者におけるデータを測定する場合に、幅広い対象者を集めるには、ランダムに選ばれた人に郵送で案内をしたり、全員に案内を送ったりしますが、そのような方法がとれない場合に、高齢者の集会などを利用したりして参加を募る場合があります。しかし、体操クラブなどの運動を実施している集団に声をかけると、おそらく一般の高齢者よりは身体機能や身体活動量が高い可能性があり結果に影響が出ることが考えられるので、結果の解釈を行う際に十分気をつける必要があります。サンプリングバイアスを極力減らす努力を行い、研究目的に応じた人を適切に集められるように十分考慮しましょう。

表3 検査・評価に関する研究

信頼性（reliability）		検者内、検者間における再現性や変動性を検証する
妥当性（validity）	予測妥当性	検査・評価によって区別したいものがどれだけ正確に行えるかを検証する
	基準関連妥当性	検査・評価が既知の標準的な方法に対しどの程度類似性をもっているか、臨床的意義をどの程度有しているかを検証する

実施可能かという視点は常にもっておく必要があります。しかし、RCTが実施できなくても知恵と工夫しだいではさまざまな角度から研究を進めることができます。また、研究デザインは途中で変更することは基本的に不可能なので、熟慮に熟慮を重ねる必要があるでしょう。

▶ 信頼性・妥当性の研究

その他に検査・評価方法に関する研究として、**信頼性・妥当性の研究**があります（**表3**）。臨床において一般的に用いられる評価方法のほとんどは、このような信頼性や妥当性の研究により検証がなされたものが使われています。逆に、信頼性や妥当性の検証がなされていないものは検証の必要性を検討します。

信頼性については、どれだけその方法が信頼できるか（再現性が高いか？ 測定によるばらつきが少ないか？）を検討しなければなりません。妥当性については、主に予測妥当性と基準関連妥当性の２つがあります。予測妥当性は基準値の設定やその評価や検査が何かの事象を予測するために意味があるのかを検討する場合、基準関連妥当性は臨床的意義や他の標準的な方法との比較を検討する場合をさします。

少し話は変わりますが、評価方法が質問紙などの聴取式や主観的評価による場合、開発された評価方法が海外のものであることがよくあります。そのような場合には、勝手に翻訳して使うのではなく、翻訳の妥当性に関する検証がなされて、はじめて異言語により広く用いられるようになります。これらのように、研究で測定する評価や検査方法の検証も立派な研究の１つですし、このような信頼性や妥当性の検証がなされている指標を扱うことで研究の質がぐんとあがります。もう少し詳しい説明については、❻でみていくこととします。

> **POINT**
> ・研究デザインは、介入研究、観察・調査研究、信頼性・妥当性の研究に大きく分類できる
> ・実施可能な範囲で質の高い研究を行えるデザインを選択する

4. 研究デザインを例から考える：観察・調査研究

観察・調査研究における主な研究デザインの時間軸に沿ったデータの扱い方は**表4**のとおりです。 ④ 、 ⑤ では、**高齢者において、運動をすることが高血圧の予防につながるか**をテーマに、架空の研究例をだして、各デザインからわかることや得られる結果を順にみていきたいと思います。あくまで例ですので、調査する項目によって得られる結果は変わってきます。

▶ 横断研究

横断研究は、設定された研究テーマの最初のステップに用いられることが多く、存在率（有病率：prevalence）や関連因子を明らかにすることができます。例えば、テーマに沿って**地域在住高齢者を対象にした横断研究を行い、運動習慣と高血圧の**

表4 主な研究デザインと時間軸

研究の種類		過去	現在	未来
横断研究 (cross-sectional study)	調査実施（測定、聴取、記録確認など扱うデータ）		★★★ （必要に応じて）対象者の分類	
症例対照研究 (case-control study)	調査実施（測定、聴取、記録確認など扱うデータ）	★★★ （記録調査）	★★★ 対象者の分類	
前向きコホート研究 (prospective cohort study)	追跡		観察の起点 →→→	アウトカムの発生・追跡終了まで →→→→→
	調査実施（測定、聴取、記録確認など扱うデータ）		★★★ 対象者の分類	★★★
後ろ向きコホート研究 (retrospective cohort study)	追跡	観察の起点 →→→	アウトカムの発生・追跡終了まで →→→→→	
	調査実施（測定、聴取、記録確認など）	★★★ 対象者の分類 （記録調査）	★★★	★★★

★★★：扱う可能性のあるデータが該当する時期を示す。

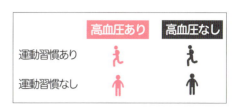

図3 横断研究の例
ある時点での調査において運動習慣と高血圧の関連性を検討するためには運動習慣の有無によってグループ分けを行い高血圧の者の割合を比較します。また、対象者全体での高血圧の者の占める割合を求めることで有病率（存在率）が算出できます。

有無を調査した場合（**図3**）、以下のようなことが明らかにできます。

- 高齢者における高血圧の有病率（prevalence）を明らかにすることができる
- 運動習慣のある人の方が、高血圧の割合が少ない→運動習慣と高血圧との関係性を示せる

　ここで気をつけなければならないのは、横断研究では因果関係を断定することができないため、「運動習慣をもつことで高血圧が解消した（血圧が低下した）」、もしくは、「高血圧のために運動習慣が減少した」のように、**どちらが原因でどちらが結果なのかを横断研究の結果から言及することは難しい**です。もちろん、研究の分野において一般的になっている因果関係であれば、その論理に沿うことも大事になりますが、基本的に横断研究を実施する場合には**因果関係までは言及せず関係性の有無を検討する**ということをしっかり覚えておいてください。

▶ 症例対照研究

　症例対照研究は、結果から要因を検討する際に用います。調査を行う時点（現在・結果）で症例群と対照群を設定します。テーマに沿って症例対照研究を行う場合は、まず各群の設定からはじめ、症例群に高血圧の人、対照群に高血圧ではない人を設定します（**図4**）。この設定は、研究で明らかにしたいところでいう結果（PECOのO）に相当します。そして、現在から過去にさかのぼり、中年期の運動習慣や高齢期における運動習慣などの要因を検討するのが症例対照研究になります。この場合、例として以下のようなことがわかります。

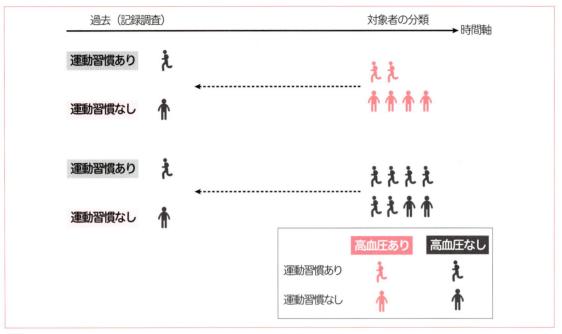

図4 症例対照研究の例
アウトカムを現在の高血圧として、対象者の分類・設定を高血圧の有無（あり：症例群、なし：対照群）によって行い（過去の）運動習慣の有無を調査し、運動習慣をもっていたことで高血圧になるリスクが減少するかについて検討することができます。稀な疾患やアウトカムに適応可能ですが、対照群の設定は慎重に行いましょう。

・運動習慣がない、もしくは少なかった（過去・要因）人の方が高血圧（現在・結果）の人の割合が多かった→高齢者において運動習慣が少ないことが高血圧のリスクの1つであることが示せる

　症例対象研究で気をつけなければならないのは**対象者の設定が非常に難しい点です**。高齢者の高血圧の人を対象にする場合、例えば高血圧以外の疾患（特に結果に影響を与える可能性のある疾患）などの病歴に偏りがないかを確認する必要があります。もし仮に、高血圧の人を参加者に設定したはずが、そのほとんどが糖尿病を有していた場合、研究から明らかにできることが高血圧についてだけではなく糖尿病の話になってしまう可能性があります。このようなことを避けるためには、あらかじめ対象者となる人の基準設定（包含基準：inclusion criteria、除外基準：exclusion criteria）[※1]を行います。さらに、対象者の疾患情報や特性を症例群と対

※1 包含基準と除外基準：包含基準は、どういった人を対象に研究を実施するのかを定める基準で、年齢や特定の疾患など対象者の特性にもとづいて定めます。例えば、「65歳以上の高齢者」であったり、「脳卒中患者」などです。除外基準は、包含基準を満たす対象者のなかから研究を実施するにあたり、実施が困難である者や研究目的にそぐわない者をあらかじめ除外する基準です。例えば、評価を行う際にコミュニケーションがとれることが必要であれば、重度の認知機能障害などを除外基準に設定したりします。いずれの基準も、研究目的に応じて適切に設定する必要があります。

照群の間で異ならないように設定したい場合は、症例群とマッチング[※2]をして対照群を設定することもあります。よくある例としては、「年齢・性別をマッチングして対照群を設定した」のような表記がみられます。

症例対照研究は、**稀な疾患や障害など他のデザインでは対象者の確保が困難な場合に力を発揮**します。ですから、今回のテーマのように比較的起こりやすい高血圧などの事象であれば、じつは症例対照研究にはあまり適していません。もっと稀で症例数の少ない患者、例えば難病などの希少疾患（筋ジストロフィーなど）などを扱う場合は、症例対照研究が適しているといえます。

▶ 前向きコホート研究

前向きコホート研究は、因果関係を説明するのに強力なデザインで、要因から結果という関係性を示すことができます。**ベースライン時（初期調査や初回調査ともいう）における対象者の情報と将来発生するアウトカムや事象を照らし合わせることで因果関係が比較的明確に説明できます**。テーマに沿った調査の例をあげると、ベースライン時（現在・要因）に高血圧ではない人たちを対象として、運動習慣の有無の調査を実施します（**図5**）。その後、追跡調査として2年後に（例えばなので、アウトカムに応じて追跡期間を設定しましょう）高血圧の有無を調査します（未来・結果）。この場合に、研究からいえることは以下のようなことになります。

- ベースライン時で運動習慣をもっている対象者のグループの方が2年後の高血圧の割合が低い→運動習慣がないと高血圧になりやすいという因果関係を示せる

前向きコホート研究で、追跡調査のやり方には大きく分けて2種類あり、前述のように①複数の決まった時点において調査を実施する場合と、②ベースライン時から継続してアウトカムの情報を追跡し続ける（1日もしくは1カ月単位など）方法があります。②では、ベースライン時に対象者の身体機能や認知機能を評価しておきます。そして、ベースライン調査の日から転倒の発生を日記のように記録してもらい、どの人がいつ（何日後とか何カ月後）の時点で転倒が発生したかをもとに解析を行います。すると、罹患率（incident rate）を算出でき、さらにはベースライン時のどのような機能が低下している人が転倒しやすいのかを検討できるような解析

[※2] マッチング：疾患や障害など着目したい群の特徴を明らかにするためには、疾患や障害などの着目したい部分をもっていない群と比較する必要があり、そのような群を対照群（コントロール群）とよびます。比較する場合に、着目したい疾患や障害など以外の特徴に差があると結果の解釈が難しくなるため、あらかじめいくつかの基本特性について揃えたうえで対照群を設定することがあります。そのように、対象者のメインアウトカム以外の特性を揃えて抽出することを「マッチング」するといいます。

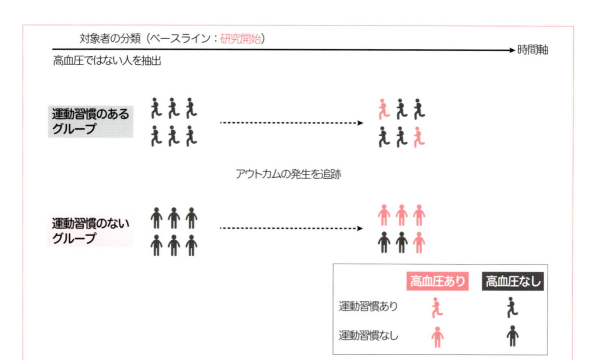

図5 前向きコホート研究の例
ベースラインにて、対象者を高血圧ではない者（アウトカムの発生がない者）に設定し運動習慣の有無で分類を行います。アウトカムの発生を追跡調査し、運動習慣をもつことが高血圧になるリスクの減少につながるかを検討します。因果関係を比較的明確にすることができます。また、高血圧の罹患率を算出することができます。

を行うことができます。他にも疾患の発症などについても同じように継続して追跡することで、罹患率を算出することも可能です。

▶ 後ろ向きコホート研究

　　　　　　　後ろ向きコホート研究は、名前から直感的にイメージすると過去にさかのぼって

Column　有病率と罹患率（発症率）とは？

　有病率とは、**ある一時点**における疾患や特定の状態・事象に該当する者の存在率をあらわします。例えば、横断研究の結果をもとに、地域在住高齢者における高血圧の割合がXXX％だったとか転倒経験を有する者の割合がXXX％であったなどのように報告されるものがあてはまります。一方、罹患率というものは経時的に追跡をした結果、どの程度の割合で疾患や特定の状態・事象が**新規に**発生するかということをあらわします。つまり、何カ月もしくは何年の間に、新しく認知症になった人はXX人だったという場合に、罹患率が用いられます。罹患率の算出方法はさまざまで、「1,000人年」や「10,000人年」などの単位にあわせて算出し、一般的な例として「1,000人年」の単位で表記することが多いです。おのおのの算出式は、以下のとおりです。

有病率（％）＝ 100×該当者数／対象者数
罹患率（1,000人‐年）＝ 1,000×新規発生者／追跡期間中におけるのべ観察人年

PT・OTのための臨床研究はじめの一歩

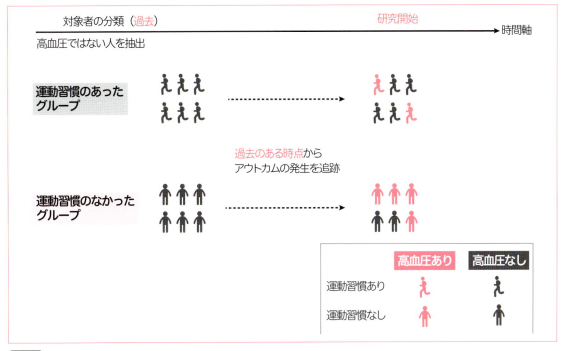

図6 後ろ向きコホート研究の例
過去のある時点にて、対象者を高血圧ではない者（アウトカムの発生がない者）に設定し運動習慣の有無で分類を行います。アウトカムの発生を追跡調査し、運動習慣をもっていたことが高血圧になるリスクの減少につながるかを検討します。前向きコホート研究とも似ていますが、アウトカムの発生を追跡開始する時点が異なります。

調査を進めていく、というイメージが出やすいので、症例対照研究と似ているのかなと誤解されやすいデザインです。確かに、似ている部分もありますが正確には、**過去にさかのぼった時点での情報（要因）と、その時点から未来にかけて起こるアウトカム（結果）を照らし合わせる**のが、一般的な後ろ向きコホート研究の進め方です。テーマに沿った例でいくと、1年前の健診結果を利用して、そのときに高血圧ではなかった人を研究対象者にして、そのときの運動習慣の有無をデータに使います（**図6**）。そして、現在もしくは未来において調査を実施し対象者における高血圧の発生の有無を調査します。すると、以下のようなことがわかります。

- 運動習慣がなかったグループは、高血圧の発生した割合が多い→運動習慣がないと高血圧になりやすいという因果関係を示せる

このように、横断研究よりは因果関係を示しやすく、過去の情報をもとに研究を実施するため、病院などでカルテ記録をもとに実施する研究でよく用いられるデザインです。病院での例で考えると、脳卒中発症後に病院へ搬送される時間と退院ま

での日数の関係を調べたい場合、カルテ情報から、発症後から病院へ搬送されるまでの時間を抽出し、おのおのの退院までの日数を合わせて解析すると、搬送までの時間と退院までの日数との因果関係を検討できます。

> **POINT**
> ・研究デザインによって、導ける結果が異なるため、研究で明らかにしたいことにあわせてデザインを選択する
> ・研究デザインによって、どの時点のデータを扱うかが異なるため適切に理解する

5. 研究デザインを例から考える：介入研究

▶ ランダム化比較試験（RCT）

　治療の効果や介入の効果を検証するためには、RCTを実施することがとても有効な研究デザインであると考えられています。薬の臨床試験（治療試験）と同様に、セラピストの実施する治療や介入の効果もRCTを適切に実施することで明らかにすることができます。対象者をランダムに（くじ、サイコロ、パソコンによる抽選など）グループ分けを行い、介入群と対照群を設定します（このことを割付といいます）。**ランダムに割付を行うことの最大のメリットは、未知の交絡因子による影響をとり除くことができるという点です**。未知の交絡因子とは、介入群と対照群の間で結果に影響を与え得る想定していなかった特徴の差があるかもしれないということです。そのような想定できない因子による影響を除くにはランダムにグループを分けることが有効なのです。介入研究は、基本的には介入開始前と介入期間終了後に調査を実施し各アウトカムがどのように変化するかを検証します。なかには、介入終了後の死亡や疾患の発症などをアウトカムにしてコホート研究のように介入終了後に追跡調査を行う場合もあります。

　テーマに沿った例を考えると、地域在住高齢者100名を対象者として介入群と対照群にランダムに割付を実施し、介入群には週に1回の運動教室に通ってもらいつつ運動習慣の獲得にむけた介入を実施し、対照群には普段どおりの生活を送ってもらいます（**図7**）。介入前後には高血圧の有無や高血圧に関するアウトカムを測定し、介入前後の変化が群間で差があるのか、ないのかを検証する場合、以下のことが例としてわかります。

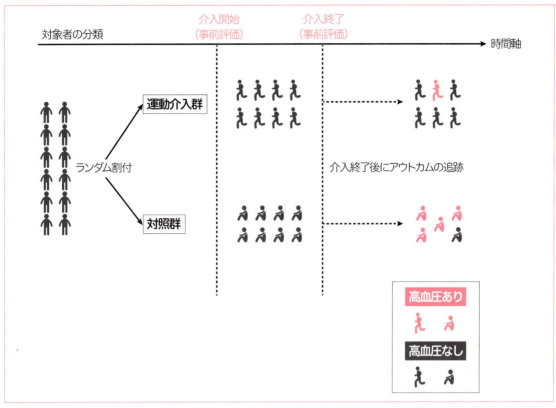

図7 ランダム化比較試験（RCT）の例

対象者を、介入群（運動介入）と対照群にランダム化割付を行ってグループ分けします。介入開始と介入終了時点で、血圧などアウトカムになるものを測定します。デザイン設定にもよりますが、介入終了後も高血圧の発生について追跡調査（フォロー）を行う場合もあります。運動介入が高血圧の発生抑制や予防における効果を直接的に検証することができます。

・介入群の方が対照群に比べ高血圧の割合が軽減された（血圧が下がった）→運動を実施することで高血圧の改善や予防につながる可能性を示せる

▶ 臨床現場におけるRCTの実施

　　　　臨床現場においてRCTを実施する場合、対象者の理解が得られにくいことや薬の臨床試験のように対照群にプラセボ（介入しているようにみせかけて何も効果がないことを実施すること）を行うことが難しいため、非常にハードルが高いように思われます。しかし、実際に行う環境に合わせて実施されている例は数多くあります。例えば、病院などでセラピストが実施する場合には、対照群には通常通りの治療を行い、介入群には通常通りの治療に加え、検証したい介入・治療内容を実施するこ

とで効果検証を行ったりします。地域の介護予防教室などの運動教室の効果検証をRCTで検証する場合に、対照群は運動教室に参加できないわけですが、その差に対象者や研究協力者からの理解が得られにくい場合は、研究終了後に対照群の人にも介入群と同じ教室を受けられる案内をするような工夫をする場合もあります。

▶ 実施の注意点

さらに、RCTを実施する場合に、気をつけなければならない項目がいくつかあります。それらの項目がCONSORT Statementとして明示されており、研究を進めるためのチェックリストなどもあるので一度確認してみるとよいでしょう[2]。また、RCTを実施する際には、倫理的に実施できるかということに、より注意を払わなければなりません。例えば、介入群のほうに明らかな改善が見込まれるとわかっている場合、介入内容の負担が大きい場合などはそもそも研究を実施すること自体が難しくなります。そのため、RCTを実施するには入念な準備が必要となります。

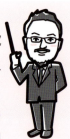

"
どんな研究も実際にやるとたいへんなことがたくさんあり、研究ごとにいろいろな経験をします。私は、はじめてたずさわった介入研究に、特別な思い入れがあります。最初にかかわった介入研究は、地域での運動介入研究でした。教室の運営にはさまざまな仕事があり、何よりも対象者との関係性が非常に大事になります。良好な関係性が築けないと欠席者や脱落者が増え、研究の質が問われかねません。さらに、実際に介入も行いましたので、いろいろな工夫をして少しでも参加者のためになれることを当時の自分なりに考えていました。介入研究の準備からおわりまで一通り経験することで、たくさんの人のたくさんの力によって研究が成り立っていて、自分ひとりでできることが、いかに少ないかという、研究で最も大事な部分を学ぶことができたと思います（土井）。

> **POINT**
> ・ランダム化割付を行うことで未知の交絡要因をとりのぞくことができる
> ・RCTは、さまざまなコスト（労力・時間・費用など）がかかる反面、明らかにすることができるエビデンスレベルが高い

6. アウトカムの設定と測定方法を考える

アウトカム（測定項目・指標）にはいろいろ種類がありますが、覚えてもらいたいのはプライマリーアウトカム〔primary outcome、もしくはメインアウトカム（main outcome）〕というものと、セカンダリーアウトカム（secondary outcome）というものがあります。プライマリーアウトカムは、研究のなかで最も重要かつ明らかにしたいことに関係する項目です。ですから、**研究を実施して明らかにしたいことと、プライマリーアウトカムがあらわすものが一致していなければなりません。**

▶ 研究デザインとプライマリーアウトカム

横断研究

横断研究の場合、明確な仮説や検討したい事象が決まっていれば、それらがプライマリーアウトカムになります。しかし、横断研究は研究のステップの第一段階である場合が多く、同じテーマでの先行研究が乏しく探索的に検討せざるを得ない場合や先行研究を踏まえいくつかの可能性を模索しなければならないような状況では、複数のアウトカムを設定することが重要になります。その結果を、コホート研究や介入研究を実施するヒントにするとよいでしょう。

コホート研究

コホート研究の多くは、追跡期間中に起こる事象がプライマリーアウトカムになる場合がほとんどです。例えば、バランス能力が転倒のリスク評価として適しているかを検討するためには、対象者のバランスの能力を評価し、調査開始からいつの時点で転倒が発生したか（もしくは追跡期間中に転倒が発生しなかったのか）を調査しなければなりません。その際、転倒の発生という事象がプライマリーアウトカムに設定されます。

介入研究

介入研究では、介入によって変化する研究内で一番重要な測定項目がプライマリーアウトカムに設定されます。例えば、Aという治療方法が筋力に及ぼす効果検証を行う場合をみてみましょう。対象者を介入群と対照群（コントロール群）の2群に分け、介入群には通常の治療に加えAという治療を実施し、対照群には通常の治療だけを行います。この場合、筋力に対する影響を検証したいので、当然プライマリーアウトカムは筋力を評価する指標に設定します。

アウトカムの測定に種類があるときは？

　以上のように、どのような研究デザインを選択したとしても明らかにしたいことをあらわせるアウトカムを選択することが重要になります。アウトカムを設定する場合に、固有の現象（転倒、疾患の発症や新規要介護認定など）であれば現象そのものを測定しなければなりません。一方で、機能などの評価項目では、測定方法にいくつか種類がある場合があります。例えば、アウトカムを下肢筋力と設定する場合に、トルクマシンを用いて等尺性・等速性筋力を測定する方法や5回椅子立ち座りテストを実施する方法のように、測定方法に選択肢がある場合があります。そのような場合に、測定方法を選択する際に重要な点は、大きく分けて3つあり、信頼性、妥当性、実現性です。詳細について順番にみていきましょう。

▶ 信頼性

　測定方法の選択時に大事なのは、測定するたびに結果が大きく変わるような方法ではなく、検者が違ってもある程度同じように測定ができるような方法を選ぶ必要があります。ですから、今までに用いられたことのない方法や、その場の思いつきで方法を選ぶのは非常に危険です。そのような場合は、信頼性の確認を研究として実施することが必要になります。信頼性とは、測定方法がどれだけ信頼できるかということで、いい換えると、どれくらいの再現性と変動性なのかということを意味します。さらに、信頼性は大きく2種類にわかれ、検者内におけるものと検者間におけるものに大別されます。

検者内の信頼性：再現性を高く保てるか？

　検者内の信頼性は、検査を実施する者が同じ場合にどれだけ再現性を高く保って測定できているかということです。例えば、筋力測定における検者内の信頼性を検討する場合には、対象者の筋力を測定する際に同じ検者が測定を行い、複数回計測された値がどれほど近しいかということを検者内の級内相関係数を算出し検討します。つまり、同じ検者が同じ方法で測定を行ったときに、大きく異なる値が得られるような測定方法は好ましくなく（再現性が低い）、できるだけ同じような値が測定できること（再現性が高い）が必要になります。

検者間の信頼性：検者が異なっても同じ結果が得られるか？

　検者間の信頼性は、検者が異なっても同じような測定結果が得られているかということを意味します。病院などで研究協力者とともに多くの対象者に測定を実施する場合に、同じ測定項目に対し、対象者によって検者が異なる場合が出てきます。そ

の際に、検者が異なることで得られる値に誤差を超えるような大きな影響が出てはいけません。悪い例をあげると、検者Aさんはストップウォッチを押すタイミングがいつも少し早く、検者Bさんはストップウォッチを押すタイミングがいつも遅く、同じ対象者を相手に計測してもその傾向がみられる場合には、被検者の機能にかかわらず検者が異なることが測定結果に影響を及ぼしているといえます。

例：通常歩行速度の測定

　検者内と検者間、いずれの信頼性も高い方が望ましいので、**教示内容、測定方法、測定環境などを統一し、再現性ができるだけ高くなるように設定する必要があります**。ここでは、通常歩行速度の測定を例にしてそれぞれをみていくことにします。

　教示内容は、「普段どおり歩いてください」と教示すると決めたら、どの検者もそれを遵守する必要があります。もし、「歩いてください」とか「がんばって歩いてください」など違う教示で各検者が個々の判断で測定を実施したとしたらどうなるでしょう？　当然測定結果の信頼性は保たれず、最悪の場合データとしての利用ができなくなってしまいます。ですから、**同じ研究にかかる測定においては必ず統一した教示を行う必要があります**。

　測定方法や機器の扱いなどは、教示内容と合わせて研究開始前にマニュアルなどを作成し、どの検者がみても理解できるような内容にするとよいでしょう。歩行速度の測定においてストップウォッチの押すタイミングは統一しなければなりません。もし、「基準線を体幹前面がこえるタイミング」なのか「基準線をからだのどこか一部でもこえるタイミング」など検者によってばらばらの方法で測定すると、結果の信頼性は下がります。ですから、教示内容と同様に必ず統一する必要があります。

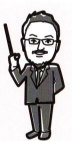

"
　測定方法が決まると、研究の質を高めるために測定マニュアルをつくったりします。マニュアルを研究者目線だけで作成すると、他の人からたいへん不評なものが仕上がります…。私も、マニュアルがわかりにくいとか、判断できない内容になっているなどいろいろな意見をスタッフの人からもらいました。1番よいのは、研究のことをあまり知らない人に読んでもらっても理解できるような内容や言葉遣いができていることが理想です。ですから、マニュアルをつくったら、いろいろ人に読んでもらって手を加えていきましょう（土井）。

測定環境については、基本的には同じ場所で行います。地域での健診の場合など、多会場で測定を実施する場合には、可能な限り同じような環境で測定できるように配慮しましょう。さらに、機器を使用するなどの対応をすることで人為的誤差を減らすこともできます。歩行速度の場合は、検者によるストップウォッチではなく赤外線センサを用いることで、検者間の誤差はかなり減少します。研究の測定項目が決まったら、これらのことを踏まえて信頼性の高い測定ができるように準備しましょう。

▶ 妥当性

測定項目が決まったら、自分の意図しているものをどれだけ的確に測定できるか、測定項目が指標としてある程度優れているのかという妥当性について考慮する必要があります。妥当性については、外的妥当性と予測妥当性というものがあり、どちらも重要な要素になります。

外的妥当性：標準的な項目と同じように測定できるか？

外的妥当性とは、測定する項目がゴールデンスタンダード（同じ要素を測定する指標のなかで最も標準的に測定されている項目）とどれくらい同じように測定できているかという点や、もしくは臨床的意義を有しているかという点をみています。前者の例でいくと、持久力（または運動耐容能）の評価のために「6分間歩行距離」を測定することを予定しているとします。持久力の測定においてゴールデンスタンダードの1つとしては、最大酸素摂取量があげられます。6分間歩行距離は、最大酸素摂取量という外的指標との類似性が高いため外的妥当性を有している指標であると理解され、臨床においても広く用いられています。さらに、6分間歩行距離は身体機能を総合的に評価する指標としても用いられています。その証明としてADL指標や他の身体機能評価（歩行速度など）との類似性についても示されており、臨床的意義についても外的妥当性の面から確認がされています。

予測妥当性：測定項目から事象を予測できるか？

予測妥当性は、測定項目が何か将来に起こる事象を予測できるかという点をみています。例えば、将来に転倒しやすい人と転倒しにくい人を判別するために、さまざまなリスク評価が有用であるとされています。すでに転倒リスク評価として一般的に用いられている例として、歩行能力評価〔歩行速度やtimed up & go test（TUG）など〕やバランス能力評価（berg balance scaleや片脚立位時間など）などがあげられますが、これらは将来の転倒発生に対し予測妥当性があることが数多く検討されてきた結果、広く用いられています。先行研究のなかには、前向きコホー

ト研究でTUGがXX秒を下回ると転倒のリスクが上昇することを報告したものがありますが、これはTUGが転倒の発生を予測することにおける妥当性があることが示されたと解釈できます。

以上のように、測定項目を決める際に目的に合わせて妥当性を有している指標を選ぶことは重要になります。

▶ 実現性

現実にできるかどうか

研究を実際に行う場合に、大事な要素の1つとして実現性があります。これは測定項目の選択においても重要ですし、研究計画全体を考える際にも重要になります。簡単にいうと、現実にできるかどうか、という問題です。**研究にはさまざまなコストである、労力、時間、人員、費用などが必要になります。研究を実施するには、これらのコストをまかなえる資源や実施場所が十分に確保できるかを考慮しなければなりません**（図8）。

測定機器と費用・時間

測定項目の選択においては、同じ筋力測定においても、機器を必要としない身体機能評価（握力や椅子の立ち座りテスト）、比較的安価な機器であるハンドダイナモメーターを用いた筋力測定、高価な機器であるトルクマシン（等尺性・等速性収縮時の筋力を測定できる）などを用いた筋力測定など、幅広い測定方法があります。一般的には測定の信頼性ならびに得られる情報量の多さが大きいほど測定にかかる費

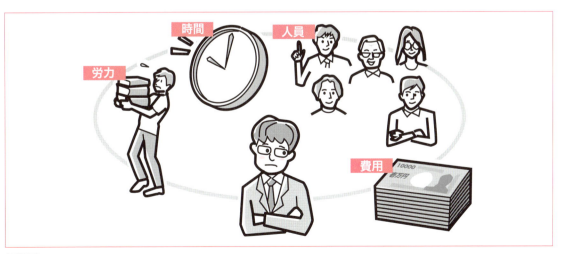

図8 研究は実現できるか？

用は高価になり計測にかかる時間や負担も大きくなります。しかし、環境によってはほとんど費用がかからないようなアウトカムの測定もありえます。そのため、研究を実施できる環境を考慮し、実現できる方法のなかで最良のものを選択するということが重要になります。

測定項目は実現可能か

　研究計画で決めた期間で測定を進めるわけですが、1人の対象者に測定としてかけられる時間を必ず逆算し、実現可能な測定項目を選択する必要があります。例えば、50人必要で、測定を研究者1人で20日でおえなければならず、なおかつ1日のうちで研究を実施できる時間が2時間だった場合、研究にかけられる時間は40時間です。すると、40時間（2,400分）÷50人で、1人にかけられる時間は48分になり、測定する項目は計画の段階で40〜45分くらいで終了するように設定しなければなりません。しかし、時間についても費用と同じで新たに測定する必要がない研究もあります。例えば、病院で研究を行う場合にカルテ情報をもとに研究を行うのであれば、データ整理はたいへんですが新たに測定を行わなくていいので、時間のコントロールは行いやすいです。つまり、これら実現性について十分に考慮して研究を進めていく必要があります。

> **POINT**
> ・アウトカムを選ぶ際には、信頼性、妥当性、実現性について十分に考える
> ・信頼性・妥当性の高い測定を行い、研究の質をあげる
> ・コスト（労力、時間、人員、費用など）を加味して実現性を考える

7. データの処理のしかたも考えておく

▶ IDの取り扱い

　研究を進めるまえに**個人情報の取り扱いと測定データの取り扱い方法**については、しっかり決めておく必要があります。個人情報は、解析などを行う場合には取り除くことがほとんどですので、多くの研究者は研究がはじまる前に、対象者全員にID（任意の番号）を振ってデータの管理をします。ここで、とても大事なことは**IDの振り方は対象となる可能性のある者全員に連番でつけるということです。IDを途中で振り直すことは禁忌です**。実際に測定を中止したり、当日の予定の変更で研究に参加しなくなる対象者もいますが、そのような人たちにもIDを振っておかないと、どの人がどのデータまで測定できて、どの時点で研究に参加しなくなったなどがわ

からなくなりますし、そのような情報はじつは発表する際に必要なことが多々あります。

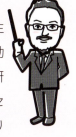

> データの取り扱いは、研究規模によっても異なってきます。学生の頃は数10〜100名程度のデータを扱うことが多く、初心者が効率のよくないやり方で扱っても大きな問題は生じないのですが、研究規模が大きくなるにつれて時間が足りなくなってきます。エクセルの関数やマクロの扱い方を少しでも知っていると、データの取り扱いが楽になりミスも少なくなるので、是非いろいろ調べて使ってみてください。思いもよらないほど便利なツールがあったりします（土井）。

▶ 測定データの取り扱い

測定した数値をそのまま扱うデータ（よく「生データ」とか「rawデータ」とよばれます）と追加作業が必要なデータがあります。生データの扱いで気をつけなければならないことは、紙媒体（紙カルテ、質問紙、測定記録用紙など）の情報をデータ化するときは、余裕があればダブルチェックもしくはダブルパンチをしましょう（**図9**）。これはどういうことかというと、生データは、一度電子データにされると、基本的に振りかえりや確認がしにくいデータといえます。そのため、データ化する

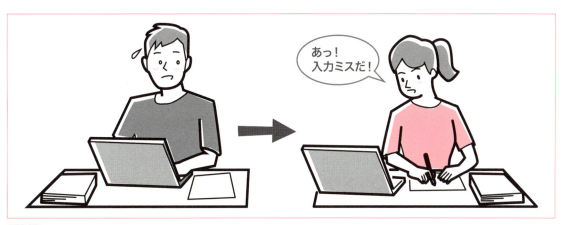

図9　情報のデータ化はダブルチェックまたはダブルパンチをする

際に間違えると、気づかないまま間違えたデータを扱うことになります。そのような事態を避けるために、原則2人以上で作業に取り組み、間違いがないようにします。

追加作業が必要なデータの例としては、質問紙などでいくつかの回答を単純に合わせた合計点や特殊な式を用いたサマリー点数を算出する場合や、歩行解析などで得られたモーメント量や加速度を周波数解析などの二次解析をして新たな指標を算出する場合です。これらの作業をすべて同じ1つの電子ファイル内で行うことは不可能に近いです。そのため、IDでの管理になりますので並び替えなどを安易に行って順番がずれるなんてことがないようにしましょう。

> **POINT**
> ・IDは適切な方法で付与し管理する
> ・測定データは、生データと追加作業のいるデータとで区別し、慎重に保管する

8. 統計解析をイメージする

研究デザインやアウトカムを選ぶ際に、統計解析をイメージするということは並行して行わなければならない作業の1つになります。研究デザインとアウトカムが決まってくると、おのずと行う統計解析は決まってきます。その際に、研究において比較するものがあるかどうかを最初に考えておきましょう。比較するものがない場合、記述統計といって全体の平均値がいくらだったとか、疾患を有する人の割合などを示すにとどまるものがほとんどです。一方、比較するものがある場合には、何を何と比較するかということ（PECOでいう「C」と「O」）をしっかりと頭においておきましょう。また、**従属変数と独立変数の設定は研究デザインを考えることと合わせて常に考えなければなりません。**

コホート研究の場合は、要因から結果を説明するという検討する因果関係の向きが最初から決まっているので、むしろわかりやすいかもしれません。先にもあげた例である「転倒リスクとなる要因の検討」であれば従属変数は転倒の発生で、独立変数はベースライン時に測定した各要因（身体機能、認知機能など）になります。

横断研究の例で、膝OAの高齢者と膝OAではない高齢者との間で身体機能に差があるのかを検討する場合には、従属変数が身体機能になり独立変数は膝OAかどうかということになります。このようにある特徴をもったグループと他のグループを比較する場合（群間比較）には、比較を行うような解析を行います。統計解析に

おける個別の方法や詳細については第3章を参照しましょう。

　介入研究では、介入前と介入後の間に起こったアウトカムの変化を介入群と対照群の群間で比較したりします。このように、研究デザインならびにアウトカムの選定にあわせて行う統計解析をイメージすることは、**9**のサンプルサイズの計算を行うポイントになってきます。

> **POINT**
> ・研究デザインにあわせて統計解析をイメージする
> ・メインの統計解析をあらかじめ決めておくことは、サンプルサイズを計算するために必要である

9. サンプルサイズを決定する

▶ サンプルサイズの計算に必要な項目

　サンプルサイズとは、研究でいうところの対象者の人数です。研究を開始する前にどの程度対象者を測定すればよいかについて、計算を行って目安をつけておく必要があります。サンプルサイズを算出するには、**有意水準**と**検出力**というものを知る必要があります。有意水準は、多くの場合$\alpha = 0.05$（両側）に設定されており、統計を行った際に結果に統計学的に意味がある（有意である）と解釈できる基準です。検出力は、**感度**とも表現され「$1-\beta$（％）」とあらわします。これらをもとに計算を行うわけですが、サンプルサイズの計算を行うには、ほかにも決めておかなければいけない項目があります。手順と例については**表5**にまとめたとおりです。

表5 サンプルサイズの計算を行う手順（例：膝OA患者の歩行速度低下を検討）

手順	例
研究のアウトカムと統計解析の決定	アウトカム：歩行速度 統計解析：変形性膝関節症の人たち（OA群）とそうでない人たち（非OA群）の歩行速度を「対応のないt検定」を用いて比較する
アウトカムの検出すべき差やアウトカムのばらつき具合（SD）を、先行研究や予備研究から決める	先行研究より、歩行速度の差は0.2 m/s、ばらつき（SD）が0.3 m/sであった
有意水準（α）と検出力（$1-\beta$）を設定	有意水準（α）＝0.05 検出力（$1-\beta$）＝80％に設定
計算する（フリーソフトや統計の専門書の資料をもとに計算する）	OA群と非OA群が同数であると計算すると、各群36名、合計72名が必要となる。

膝OAを有すると歩行速度が低下しているのかを検討する例。

▶ サンプルサイズの計算手順

　はじめに決めなければいけないのは、研究で測定するアウトカムと検定（統計）の種類になります。でも述べたように、どのようなアウトカムにどのような統計解析を行うかを決めておかなければ、サンプルサイズの計算はできません。それらが決まったら、先行研究や予備研究をもとに、差があると考えられる値を決めます。同じような研究がない場合には、似たような研究でアウトカムの種類は同じだが測定方法が違うものを探したり、予備研究で算出したりします。その後、有意水準と検出力を決定しますが、一般的には有意水準は「0.05」、検出力は「80％」と設定されることが多いです（もちろんこの限りではありません）。これらが決まったら、あとはフリーソフトを用いたり統計の専門書にある資料を参照して計算を行います。フリーソフトでは、英語ですがG powerというものが有名でダウンロードができます。

- G power
  http://www.gpower.hhu.de/

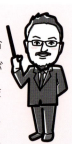

" 統計は基礎的な知識を積み重ねることも大事ですが、多くの場合は統計ソフトを用います。統計ソフトは、ソフトによって使い方が全く違うので、統計の知識とは別に操作方法の知識が必要になります。ですから、統計を上達するには学会発表や論文作成のために、できるだけ実際のデータを使って、いろいろな解析を実際にソフトを使って経験をつむことが必要になります（土井）。

　一般的に、差が生じやすい検証や指標を用いる場合（効果量が大きい場合）には、サンプルサイズが少なくても問題ありません。

> **POINT**
> ・サンプルサイズを計算するために、検出したいアウトカムの値を決め、有意水準と検出力を設定する

10. 研究グループの構成とフィールドの確保を行う

▶ 研究実施に必要な実務

　研究を実施するには、さまざまな部署・人と連携をとらなければなりません。まず、研究を実施するのに最低限必要な実務ですが、①フィールド確保のための交渉（調整）、②対象者への案内、③測定（準備を含む）、④データの管理、⑤個人情報の管理、⑥データ解析、⑦全体の管理があげられます。研究フィールドとは、研究を実施するために必要な対象者を集めることができ、測定が可能な資源をさします。そのため、フィールドの確保とは、人だけでなく場所・環境も含む研究実施に必要不可欠な資源のめどをつけるということを意味します。

　研究の規模が小さいと、数人でこれらの実務を分担します。全体の管理は、研究グループの代表者（代表や主任という表記をされることが多いです）が担うことが一般的です。多くの場合、研究はどんなに綿密な計画を練っていても、さまざまな事象により計画を微調整する必要が出てきます。そのような場合や自分の専門分野以外の内容（特殊な解析や測定）をとり入れている場合、その分野に精通している人を指導役として研究グループに入ってもらい協力をお願いする必要があるでしょう。さらに、研究規模の大小にかかわらず、研究代表者1人だけで実施するのは、ほぼ不可能といっても過言ではありません。もちろん、状況によってすべてを1人で行わなければならない状況も想定できますが、**可能である限り協力者を増やして万全の体制で臨みましょう**。ここでもいくつか例をみてみたいと思います（）。

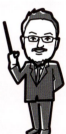

> 　研究の実務は非常に幅広く、いわゆる「何でも屋さん」のようにいろいろなジャンルの仕事が求められます。例えば、対象者への案内を一度にたくさん行うために差し込み印刷のスキルが非常に高い先生、荷造りがうますぎて業者さんに指示出しまでできる先生、さらにはデータの打ち込みが信じられないほど早い先生など、研究を行ううちに副次的にいろいろなスキルが身につく先生がいます（土井）。

> **POINT**
> ・研究を実施するために連携・協力が重要である
> ・フィールドの確保は研究実施に最低限必要なことの1つである

実例　病院か施設での研究では

病院や施設での研究実施は、潜在的に調査可能な対象者が存在するため、フィールドの確保が比較的容易であること、研究参加への案内・説明がしやすいということ、カルテを中心とした医学的情報が豊富であることなどが大きな利点として考えられます（**図**）。つまり、自身の臨床現場に関係するフィールドで研究を行うと比較的やりやすいといえますが、この場合、研究の目的となる対象者が臨床現場にマッチしていなければなりません。極端な例をあげると、整形外科クリニックで勤務しているセラピストが通院の患者に対し研究を行うと比較的スムーズに進んでいくことが予想できますが、整形外科クリニックで勤務しているセラピストが回復期の中枢系疾患を対象にした研究を行うのは非常にハードルが高いことは想像がつくと思います。ただし、気をつけなければならないのは臨床現場で研究を実施する場合、総合病院などでは、他部門と共同して実施する必要がある場合が多く、連携をしっかりとらなければなりません。そのために、研究を開始する前からかかわりのある部門や病棟の責任者（看護師や医師）と密な連携をとることが望ましいです。自分の職場を中心に、フィールドに少しでも関係のある者を協力者として1人でも多くみつけておくことも大事です。

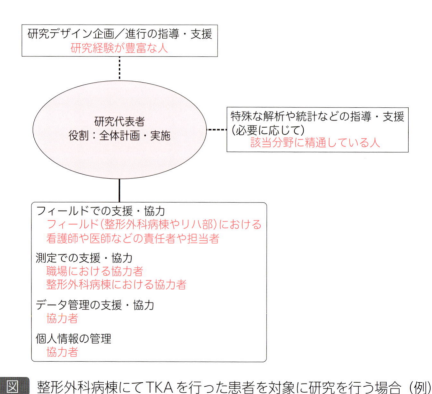

図　整形外科病棟にてTKAを行った患者を対象に研究を行う場合（例）

12. 研究計画書の作成、倫理審査の準備、臨床研究登録を行う

▶ 研究計画書を作成しよう

　研究計画が定まり、フィールドの確保を含め研究実施のめどがたったら研究計画書の作成とあわせて必要に応じて倫理審査・臨床研究登録を行います。研究計画書は、手順書のようなもので、内容どおりに進めれば研究を実施できるというものになります。逆にいうと、研究計画書ができていなければ研究を開始することはできません。内容としては、研究によって得られる結果やその解釈以外の、研究に関して必要なものになり、事前に書類として作成します（**図10**、巻末付録参照）。多くの倫理委員会においては審査に必須の書類です。

▶ 倫理審査とは

　倫理審査とは、研究を実施することによって倫理的に問題が生じないか、倫理的配慮が十分かということを研究の開始前に審査を受けることです。大学や研究機関などで研究倫理審査会というものが通常設置されています。倫理審査はすべての研究に必ずしも必要というわけではないですが、人を対象にした研究ではほとんどの場合必要になります。まずは、厚生労働省から出されている各研究の倫理指針「人を対象とする医学系研究に関する倫理指針」などを参照するとよいでしょう[3]。そのうえで、所属先の倫理審査会もしくは外部機関の倫理審査会に事前に相談のうえ、手続きを進めていく必要があります。

▶ 臨床研究登録を行おう

　介入研究でRCTを実施する場合には計画書ならびに倫理審査を受けるだけでなく、研究開始前に臨床研究登録が必須になります（介入研究以外の場合でも登録する必要がある場合もあります）。そのため、研究方法を熟慮し、やむをえない理由以外での研究方法の変更がないようにしましょう。国内の研究実施においては、UMIN Clinical Trials Registry（UMIN-CTR）に登録することができます。詳細についてはHPを確認してみましょう。

- UMIN-CTR
  http://www.umin.ac.jp/ctr/index-j.htm

> タイトルで研究内容がイメージできるか？

研究計画書
「半側空間無視が脳卒中患者の歩行自立度に与える影響」

研究太郎（研究病院）

> 本対象疾患（脳卒中）の背景が、適切に述べられているか？

> 本テーマ（脳卒中患者の歩行自立）の先行研究が、適切にまとめられているか？

> 先行研究を網羅した上で不足している点は何か？新規性は何か？について述べられているか？

1. 背景

脳卒中は片麻痺，運動失調などの運動障害や失語，失行などの高次脳機能障害と多種多様な機能障害を引き起こす疾患である．ほとんど後遺症のない患者がいる一方で，重度の片麻痺や高次脳機能障害のために日常生活動作（activities of daily living；ADL）が著しく低下する患者も多く[1]，本邦において要介護となる原因疾患の第一位となっている[2]．

脳卒中発症後に再び自立歩行を獲得できるか否かは，転帰先の決定やADLの介助量と関連する[3,4]．そのため，歩行自立度の予後を的確に予測し，それに対応したリハビリテーションを施行することは非常に重要である．これまで脳卒中患者の歩行自立度に影響する因子としては，年齢[5,6]や体幹機能[5]，麻痺側下肢の運動機能[5,7]，立位バランス能力[8]などが報告されている．

一方で，高次脳機能障害が脳卒中患者の歩行自立度に与える影響を詳細に検討した報告は少ない．半側空間無視（Unilateral Spatial Neglect；USN）は右半球損傷で最も頻繁に出現する高次脳機能障害であり，左側空間の見落としや自己の左半身に対する関心の欠如を生じる[9]．そのため，脳卒中患者の自立歩行の獲得に影響を与える可能性が考えられる．しかし，これまでUSNが脳卒中患者の歩行自立度に与える影響を調査した報告は少なく，統一された見解は得られていない[5,10,11]．

> 目的は端的に述べられているのか？

2. 目的

半側空間無視が脳卒中患者の歩行自立度に与える影響を明らかにすることである．

> 臨床的意義はしっかりと考えられているのか？

3. 臨床的意義

半側空間無視が脳卒中患者の歩行自立度に与える影響が明らかになれば，的確な予後予測を行い，効率的なリハビリテーションプログラムを立案する上で有用な情報となる．

4. 方法

> 研究デザインは適切に記載されているか？

4-1. デザイン

前向きコホート研究

> 調査時期は明確に記載されているか？

> 対象者の包含基準、除外基準は適切に定められているか？

4-2. 対象者

平成26年4月から平成28年3月までに当院回復期リハビリテーション病棟に入棟した初発の脳卒中患者とする．包含基準は，損傷部位が一側の右大脳半球に限局していた者，入棟時に病棟内歩行が自立していなかった者，本研究への参加にあたり口頭と文書による説明を受け，同意が得られた者とする．除外基準は，入棟中に脳卒中の再発や合併症の増悪を生じた者，重度の認知機能障害や意識障害の影響により各種検査の実施が困難であった者とする．

> サンプルサイズは先行研究やパイロット研究に基づき、適切に算定されたものであるか？

4-3. サンプルサイズ

目標サンプル数は80名とする．目標サンプル数の設定は，半側空間無視とFunctional Independence Measure（FIM）の関連性を調査した先行研究より，効果量（d）を0.6として算出した[9,12]．

> この研究は実現可能なものか？昨年度、一昨年度の当該症例数はどのようになっているのか？

4-4. 実現可能性（過去の対象者数）

平成25年4月から平成26年3月までに実施した予備調査における対象者数は51名であり（本研究と同様の包含・除外基準に従って），上記研究期間（2年間）において目標サンプル数の到達は可能であると判断した．

図10 研究計画書の例、注意点

すべて架空の内容。

4-5. 調査項目

入棟時のUSNの有無は,日本語版Behavioural Inattention Test (BIT) の通常検査を用いて評価する.Wilsonらの報告に準じて131点以下をUSNありと定義する[13].その他の調査項目は,入棟時の年齢,性別,発症から入棟までの期間,入棟期間,下肢Brunnstrom Recovery Stage (BRS), Trunk Control Test (TCT), Berg Balance Scale (BBS), Mini-Mental State Examination (MMSE) とする.アウトカム指標は退院時の歩行自立度とする.歩行自立度はFIMの歩行項目を用いて評価し,6点以上を歩行自立と定義する.

> 調査項目は入念に練られたものか?また評価指標は信頼性・妥当性の確立したものが用いられているか?

4-6. 統計解析

従属変数に退院時の歩行自立度を,独立変数にUSNの有無を投入してロジスティック回帰分析(強制投入法)を実施する.なお,ロジスティック回帰分析を行う上で,Model 1:年齢,性別を調整因子としてそれぞれ投入,Model 2:Model 1にBRS, TCT, BBSを調整因子として投入,Model 3:Model 2に加え,MMSEを調整因子として投入し,段階的に影響力を検証する.

> 統計解析として、妥当な解析が選択されているのか?この解析で、目的とした内容を説明することが出来るのか?

5. 予測される結果

半側空間無視の有無は,年齢やBRSなどの運動機能,MMSEで調整した場合にも脳卒中患者の歩行自立度に影響を与える因子となる.

> ある程度、予想される結果がイメージできているか?

6. 文献

1. Gordon NF, et al (2004). Physical activity and exercise recommendations for stroke survivors. Circulation (27), 2031-2041.
2. 厚生労働省 (2014). 平成25年 国民生活基礎調査の概況, pp30-37.
3. Sommerfeld DK, et al (2001). Disability test 10 days after acute stroke to predict early discharge home in patients 65 years and older. Clin Rehabil (15), 528-534.
4. Van de Port IG, et al (2006). Predicting mobility outcome one year after stroke: a prospective cohort study. J Rehabil Med (38), 218-223
5. Veerbeek J, et al (2011). Is accurate prediction of gait in nonambulatory stroke patients possible within 72 hours poststroke? the EPOS study. Neurorehabil Neural Repair (25), 268-274.
6. Jorgensen HS, et al (1995). Recovery of walking function in stroke patients -The Copenhagen Stroke study. Arch Phys Med Rehabil (76), 27-32.
7. Masiero S (2007). Predictive factors for ambulation in stroke patients in the rehabilitation setting: a multivariate analysis. Clin Neurol Neurosurg (109), 763-769.
8. Makizako H, et al (2015). Use of the berg balance scale to predict independent gait after stroke: A study of an inpatient population in japan. PM & R (7), 392-399.
9. Katz N, et al (1999). Functional disability and rehabilitation outcome in right hemisphere damaged patients with and without unilateral spatial neglect. Arch Phys Med Rehabil (80), 379-384.
10. Van Nes IJ, et al (2009). Is visuospatial hemineglect longitudinally associated with postural imbalance in the postacute phase of stroke?. Neurorehabil Neural Repair (23), 819-824.
11. Sanchez-Blanco I, et al (1999). Predictive model of functional independence in stroke patients admitted to a rehabilitation programme. Clin Rehabil (13), 464-475.
12. Cherney LR, et al (2001). Recovery of functional status after right hemisphere stroke: relationship with unilateral neglect. Arch Phys Med Rehabil (83), 322-328.
13. Wilson, B, et al (1987). Development of a behavioral test of visuospatial neglect. Arch Phys Med Rehabil (68), 9098-9102.

> **POINT**
> ・十分に時間をかけ吟味したうえで研究計画書を作成する
> ・研究計画書を作成後、倫理審査を受け、臨床研究登録を必要に応じて行う

文献

1）「リサーチ・クエスチョンの作り方」（福原俊一/著），健康医療評価研究機構，2008
2）http://www.consort-statement.org/consort-statement/checklist
3）http://www.mhlw.go.jp/stf/seisakunitsuite/bunya/hokabunya/kenkyujigyou/i-kenkyu/

3 研究実施・まとめ期

研究実施・まとめ期の流れ

研究実施・まとめ期

研究準備期 → 研究企画期 → 研究を実施する ⇒ データを入力・整理する ⇒ 統計解析に挑戦する ⇒ グラフ・表を作成する ⇒ 結果の解釈をする ⇒ 結果の強みと弱みを理解する ⇒ 研究の限界を確認する ⇒ 将来の展望を考える → 研究成果期

　研究実施期は、研究デザインが定まり、いよいよ**実際に測定し・データ入力を行う**という実施段階になります。データ入力は、決して楽しい作業ではありませんが、準備期・企画期で練ってきた構想が形になっていく過程は、一定の達成感を与えてくれます。研究まとめ期は、**集積されたデータを分析し、解釈を行う**という研究をまとめていく段階になります。十分に吟味したデザインのもと、妥当な方法で測定が行われ、適切な分析が行われて導き出された結果は、大切な宝物です。先行研究や準備期で考えた内容とも照合しながら、研究結果をまとめていきましょう。

> 　測定したデータを入力し分析していく作業は研究結果に直結する作業です。私はこの作業の後半部分、すなわち統計解析に差し掛かると、だんだんとどんな結果が出るのかワクワクしてきます。もち

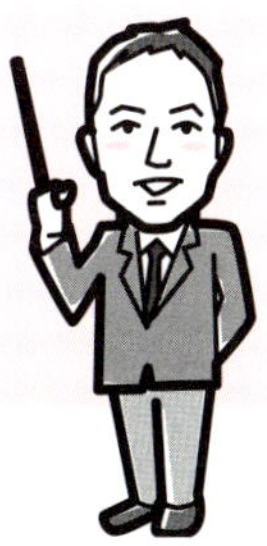

ろん、分析の結果が全く自分の予想とは違う結果になることもあります。それでも隠された宝ものを探すような気持ちになって、研究チームの仲間と懸命に頭をひねって、あーでもない、こーでもないといいながら、新しい発見をしようとする時間はとても充実しています。今まで時間をかけて準備をしてきたものを実行にうつすのがこの研究実施・まとめ期です。研究チームの仲間と、どんな結果がでるかワクワクしながら、楽しんで取り組んで欲しいと思います（浅井）。

1. 研究を実施する

▶ 研究開始前の準備

予備研究と実施前の注意点

　研究計画が完成したら予備研究を行い計画内容の修正を行います。この段階の修正は測定方法の変更など、なるべく軽微な変更にとどめます。変更を施した最終の研究計画に沿って、測定を実施します。

　私の研究テーマの1つは小型センサを用いた高齢者の歩行分析です。研究をはじめた当初、測定の方法が確定していなかったため、比較的集めやすい若年者を対象に予備研究を何度も行いました。さまざまな測定の問題を解決して、ようやく高齢者を対象に研究を開始したところ、全く想定もしていない問題（歩行速度が遅いために波形が判別できないなど）がいくつも起こりました。これは予備研究を実際の対象となる高齢者で行わなかったために起こったことです。結果として、その研究は再度測定方法を考えるところからやり直しとなりました。

　研究における事前準備は研究そのものの成否を決めます。それぞれに事情はあると思いますが、なるべく予備研究は実際の研究の対象となる人で行って、研究計画の内容を吟味するようにしましょう（浅井）。

測定の実施にあたって注意すべきことは、**すべての測定が正確かつ確実に行えるかどうか**です。この点がクリアされていないと、研究として成立することなく、不完全にデータを集めただけ、ということになってしまいます。測定の実施要項を作成して、だれが測定しても同じプロトコルで測定がなされるようにします。また、測定に携わるスタッフのトレーニングも重要です。対象者への説明や安全に対する配慮など、実際の測定以外の要素も合わせてトレーニングしておく必要があります（詳細は第2章 **6** 参照）。

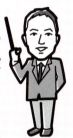

> 　測定項目の数は実際に研究を実施するときに問題になることの1つです。当然のことですが、測定をすみやかに行うためには測定項目の数はなるべく少ないほうがよいでしょう。とはいえ、必要な項目を省いてしまうと統計解析の選択の幅を狭めてしまうことにもなってしまいます。私自身も研究をはじめた頃、測定項目は少ないほどスマートな研究だと考えて必要な測定を実施せず、せっかくとったデータを無駄にしたことがあります。
>
> 　こうしたことを避けるために、測定項目を決定する際にはなるべく多くの時間を割いて測定項目について議論をすることが大切です。測定はなるべく網羅的に行うように心がけ、測定の難しい内容については削除するのでなく、代替案がないか考えることが大切です。その努力が最後の統計解析の段階で生きてくることは多いです（浅井）。

測定に必要なものを準備し、測定者の役割を決める

　測定開始前までに必要な消耗品、測定用紙、問診票を準備します。事前にIDが決められているなら、すべての資料にIDを記入しておくと、データの集約の際に役立ちます。測定の実施に際しては、測定におけるバイアスを避ける、突発的な参加者への対応などのために、研究代表者は実際の測定にはなるべくかかわらないようにします。その代わり、すべての測定において責任者を決め、測定における細かな点については対応してもらうようにします。こうしたことからわかるように、研究はチームとしての機能が重要な役割を果たします。よい研究を行おうと思うなら、自らよい研究チームをつくる、もしくはよい研究チームに参加することが大事になります。

バイアス

次に、**バイアス**です。バイアスとはデータの偏りのことです。例えば、歩行速度を計測するときに、計測装置の不備で常に5秒遅い結果となったりすることです。このようにデータに常に一定の誤差が生じるバイアスは系統バイアスといわれます。このようなバイアスは研究結果に影響を及ぼすので、研究を実施する前にそのような結果が生じないように、研究計画の段階でとり除いておく必要があります。特に研究者自身が測定にかかわると、自身に都合のよい結果を出すようなバイアスがかかります。研究者自身は測定にかかわらないなど、測定データにバイアスを生じないように工夫をしましょう。

▶ 測定は安全第一

測定中は対象者の安全の確保が何よりも大切になります。例えば、サンプルサイズが小さくなるからといって、体調の悪そうな人を無理やりに測定することはあってはなりません（**図1**）。また測定に際して転倒などの危険があると感じた場合は、測定の補助を増やす、または測定をとりやめるなど、臨機応変に対応する必要があります。安全の確保ができたら、対象者に体力的な負担をかけないようにすみやかに測定を行います。測定では、測定していない項目がないかを適宜チェックしながら、測定を進めていきます。可能なら、この段階でも不自然な値が記録されていないか確認するとよいでしょう（**❷▶不自然な値の処理**参照）。

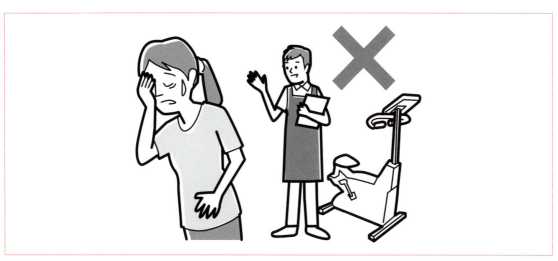

図1　対象者の安全確保を優先

▶ 終了後は正確かつわかりやすいフィードバックを

　測定が終了したら、研究代表者より簡単なフィードバックを研究対象者に行います。専門的な用語はなるべく避け、一般の方にもわかる表現で説明するようにしましょう。最近の傾向として、テレビなどの影響もありフィードバックで詳しい説明を求める対象者が増えてきているように思います。**正確な説明を心掛け、対象者の理解が得られるようにしましょう**。経年的な観察研究や介入研究を行う場合は今後も測定が続くため、特にこの点に注意しましょう。研究に限らず、何事も信頼関係がなければ成立しません。可能な限り代表者自身が説明を行い信頼関係の構築に努めましょう。測定がおわれば、データの整理、統計解析を行います。

> **POINT**
> ・測定の事前準備を丁寧に行う
> ・フィードバックは研究対象者との信頼関係の構築のために大切。専門用語を避け、わかりやすい表現で説明する

2. データを入力・整理する

▶ 包含基準・除外基準に基づいたデータの整理

統計処理しやすいデータ入力の方法

　データの入力にはエクセルなどの表計算ソフトを利用します。第1列目には各対象者に割りあてられたIDを記入します。複数年に渡って測定を実施する予定なら第1列目に測定年、第2列目に通しID、各年ID（測定年ごとのID）を入力します。この形式で入力しておくと、で行う統計解析が容易になります。**図2**は、30名のデモデータです。

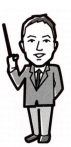

> 　どんな研究であっても、必ずデータの入力作業があります。入力作業は人間がすることなのでミスは大いに起こり得ることですが、入力ミスによって間違った結果を導き出すようなことがあってはいけません。IDが重なっている、エクセルの行がずれるなどは、頻繁にみられる入力ミスです。私自身も異なる場所でとった2つのデー

タを合体させるときにデータが1行ずれてしまっていた経験があります。そのときは統計ソフトにデータをコピーするタイミングで入力ミスが判明し、事なきを得ました。

　複数の場所で測定を行うような研究では入力ミスが起こる可能性は高いです。研究計画の段階でIDの決め方や入力のしかたについて十分に検討をして、入力ミスが起こらないような工夫をとり入れるようにしましょう（浅井）。

包含基準・除外基準に沿って対象者を絞り込む

　次に**研究計画で定めた包含基準と除外基準に沿って、対象者を絞り込んでいきます**。例えば、自立歩行が可能な65歳以上の地域在住高齢者であることが包含基準で、下肢関節に著明な疼痛のあることが除外基準だったとします。この場合、最初に全対象者から65歳以上の対象者を抽出して、その後に下肢関節に痛みのある対象者を除きます。**図2**では、年齢と下肢関節の痛みの各列の隣に、各基準の結果を示した列を挿入しています。これによって、視覚的に対象となる参加者がわかるようになって、その後の対象者の抽出も容易になります。**図3**はこの2つの基準に沿ってデータをフィルタリングした結果です。基準に沿ってデータを整理した結果、解析対象となった参加者は23名（30名中）となりました。

　この一連の手続きは結果をまとめる際に非常に大切になります。結果を検討する

	A	B	C	D	E	F	G
1	測定年	通しID	各年ID	年齢	包含基準（年齢）	下肢関節の痛み	除外基準（下肢関節痛）
2	2015	1	1	68	対象	あり	除外
3	2015	2	2	78	対象	なし	対象
4	2015	3	3	76	対象	なし	対象
5	2015	4	4	68	対象	なし	対象
6	2015	5	5	65	対象	なし	対象
7	2015	6	6	85	対象	なし	対象
8	2015	7	7	75	対象	なし	対象
9	2015	8	8	74	対象	なし	対象
10	2015	9	9	71	対象	なし	対象
11	2015	10	10	68	対象	なし	対象
12	2015	11	11	69	対象	なし	対象
13	2015	12	12	66	対象	なし	対象
14	2015	13	13	65	対象	なし	対象
15	2015	14	14	64	除外	なし	対象
16	2015	15	15	68	対象	なし	対象
17	2016	16	1	75	対象	なし	対象
18	2016	17	2	73	対象	なし	対象
19	2016	18	3	65	対象	なし	対象
20	2016	19	4	63	除外	なし	対象
21	2016	20	5	80	対象	なし	対象
22	2016	21	6	81	対象	あり	除外
23	2016	22	7	77	対象	あり	除外
24	2016	23	8	78	対象	あり	除外
25	2016	24	9	69	対象	なし	対象
26	2016	25	10	68	対象	あり	除外
27	2016	26	11	74	対象	なし	対象
28	2016	27	12	72	対象	なし	対象
29	2016	28	13	73	対象	なし	対象
30	2016	29	14	71	対象	なし	対象
31	2016	30	15	78	対象	なし	対象

図2 データ入力の例

図3 包含基準・除外基準に沿って対象者を抽出

2、15、20、22、23、24、26のデータが省かれました。エクセルの場合、データタブのフィルターを選択することでデータを絞り込むことができます。▼をクリックし、「除外」の項目のチェックをはずすと、除外となっている行が消えてみえなくなります。

際に、最初から同じ手続きをすることもありますので、時間をかけることなく再現できるようにデータを加工しておきましょう。また、学会発表や論文発表においてもこの手続きについて正確に述べる必要があります（方法の対象者の項目）。一連の流れを文章にまとめておくとよいでしょう。

▶ 欠損値の扱い

次にデータに欠損がないか確認します。欠損とは対象者の体調不良や測定機器の問題などによって計測できなかったデータをさします。転倒歴とTUGの結果を**図2～3**に追加したものを示します（**図4**）。

例では、H13、I8が欠損しています。この場合の処理方法は2通りあります。1つは**欠損値を含むデータを削除する**ことです。この場合、解析ごとにサンプルサイズが異なることがないため、統計解析の結果を示す際に手間がかかりません。欠点はサンプルサイズが小さくなってしまうことです。もう1つは、**欠損値はそのままにして統計解析ごとにサンプルサイズを明示する**方法です（同じ対象者の欠損していないデータは利用する）。これは手に入れたデータをすべて有効利用していることになります。ただし、サンプルサイズが小さいときには、結果に大きく影響することがありますので、注意が必要です。

不自然な値の処理

次にデータに不自然な値（外れ値）がないかを確認します。先行研究の結果を参照したり、現実的な値となっているかを考えたりしながら、結果をゆがめる可能性のあるデータは原因を調べます。この処理が不十分だと、統計解析の結果に重大な欠陥が生じます。データ全体が俯瞰できるようにグラフ化して慎重に行いましょう。**図4**のTUGのデータ（散布図）を例にして説明します。**図5**は横軸を年齢、縦軸をTUGの値にした散布図です。

	A	B	C	D	E	F	G	H	I
1	測定年	通しID	各年ID	年齢	包含基準（年齢）	下肢関節の痛み	除外基準（下肢関節痛）	過去一年間の転倒（Y/N）	TUG
3	2015	2	2	78	対象	なし	対象	Y	6
4	2015	3	3	76	対象	なし	対象	Y	5
5	2015	4	4	68	対象	なし	対象	N	10
6	2015	5	5	65	対象	なし	対象	Y	9
7	2015	6	6	85	対象	なし	対象	Y	6
8	2015	7	7	75	対象	なし	対象	N	欠損
9	2015	8	8	74	対象	なし	対象	Y	8
10	2015	9	9	71	対象	なし	対象	N	9
11	2015	10	10	68	対象	なし	対象	N	6
12	2015	11	11	69	対象	なし	対象	N	11
13	2015	12	12	66	対象	なし	対象	欠損	20
14	2015	13	13	65	対象	なし	対象	Y	15
16	2015	15	15	68	対象	なし	対象	N	5
17	2016	16	1	75	対象	なし	対象	Y	7
18	2016	17	2	73	対象	なし	対象	N	8
19	2016	18	3	65	対象	なし	対象	N	10
21	2016	20	5	80	対象	なし	対象	Y	11
25	2016	24	9	69	対象	なし	対象	Y	2
27	2016	26	11	74	対象	なし	対象	Y	3
28	2016	27	12	72	対象	なし	対象	Y	6
29	2016	28	13	73	対象	なし	対象	N	13
30	2016	29	14	71	対象	なし	対象	Y	9
31	2016	30	15	78	対象	なし	対象	Y	8

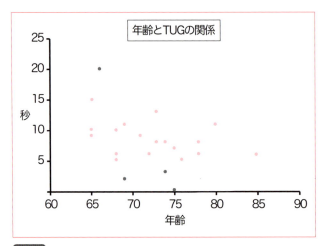

図4 TUGと転倒歴を含めたデータ

TUG：Timed Up and Go testは非常に古い運動機能テストで、もともとは時間の計測を行わない単なる観察による検査でした[1]。その後、ストップウォッチを利用して、運動課題に要する時間を計測するようになり、ADLや転倒リスクを評価する重要な運動機能評価となりました[2) 3)]。

図5 散布図の例（年齢とTUGの関係）

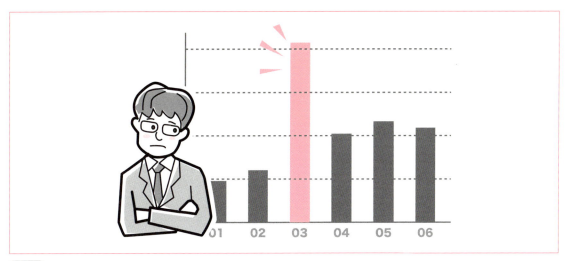

図6 外れ値には注意が必要

　TUGは椅子に座った状態から立ち上がり、3m先の目印に向かって歩き、その目印で方向転換して、さらに歩いて元の椅子に座るまでの時間を計測した値です。散布図全体を眺めると、5秒以下の値を示している対象者が5名いることがわかります。対象者には「走らないでなるべく速く歩く」と指示が与えられますので、非常に速い場合でも5秒程度になります。そのように考えると5秒以下の値にはデータの正確性に疑義が生じます。実際の測定用紙の内容を確認する、測定を行った人に対象者の測定した日の様子を聞いてみるなどして、そのデータが正しいかを検討します。そうした検討の結果、データの内容に疑義があると考えられたら、**データを訂正するか、削除するか、どちらかの対応を行います**。さらに、今回のデータでは20秒というデータもあります。TUGが20秒となると杖を使ったり、神経系の疾患を有していたりすることも考えられます。その場合は自身の研究で設定する基準に照らし合わせて対象から除外することも必要です。いずれにせよ、こうした疑義の生じるデータは結果に強く影響することがあるので注意をしてください（**図6**）。

> **POINT**
> ・データの入力は後のデータ処理が行いやすい形式で入力する
> ・データの信頼性をグラフを用いて確認する

3. 統計解析に挑戦する

▶ 生データを解析して、意味のある結果に

調査や測定によって得られたデータ（生データ）をそのまま示すだけでは、研究の結果としては不十分です。適切な統計処理を行い、そのデータのもつ傾向を示すことによってデータは意味のあるものになります（**図7**）。

> 研究の最後に行う作業が統計解析です。研究者が最も楽しい時間といってもいいでしょう。私はこの作業をなるべく複数人で行うようにしています。自分が気づかなかったデータの傾向にその他の人が気づいてくれるからです。これから研究をしようとする人にアドバイスするとすれば、自分よりもちょっと経験のある人と一緒に解析するのが研究スキルを高めるうえでもよいと思います。一緒にする人の経験があり過ぎると、もちろん学べることもたくさんありますが、研究課題に関して議論にならず、ただ意見を聞いてしまうだけになるからです。経験の浅いもの同士で検討を行うと失敗することもありますが、それぐらいの方がトータルでみたときにメリットが大きいと思います。失敗することが成長につながります（浅井）。

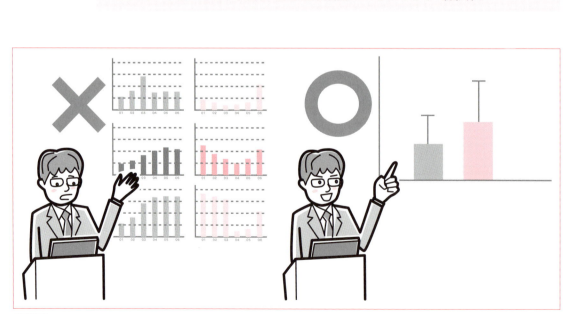

図7 研究発表では適切なグラフ・表を用いて結果を示す

本章ではセラピストの研究のなかで使用頻度の高い多変量解析である、**ロジスティック回帰分析**と**重回帰分析**までの基本的な手順を説明していきます。実際、統計解析にはさまざま種類があり、そのすべてをここで説明することはできません。しかし、基本的な考え方、解析の手順は同じですので、**ここでしっかりと手順を理解して、より高度な統計解析を理解する足掛かりにしてください。**

多変量解析までのおおまかな手順は次のようになります。

尺度の確認→記述統計→尺度に基づく二変量解析→多変量解析の選択（重回帰分析 or ロジスティック回帰分析）

以下、順をおって各項目について説明をします。

▶ 尺度の確認

尺度とはデータの種類のことです。データの性質によって、名義尺度、順序尺度、連続尺度に分類されます。尺度は統計解析を決定する際の最も基本になる情報です。測定データ（機器によって測定されたデータだけでなく、アンケートの集計結果なども測定データとよびます）がどの尺度に分類されるのか、慎重に見極める必要があります。**表1**は、尺度の定義です。

表1 尺度の定義

尺度	意味	例
名義尺度	値に大小の関係がなく対象者の特徴を示すもの	性別、疾患の有無、転倒経験など
連続尺度	機器を用いて測定するような物理データ。単位が必要	身長、体重、歩行速度など
順序尺度	アンケートなどで4段階の大小関係だけを示すもの。単位は不要	ブルンストロームステージ、MMTなど

MMT：徒手筋力検査。

95％信頼区間

統計学では数の少ないデータ（標本）から全体（母集団）を推定します。したがって、全体の推定は一定の幅をもって行う必要があります。その幅のことが信頼区間です。95％信頼区間と書かれていれば、母集団において、その変数の値が95％の確率でその区間に存在することを示しています。

この分類が基準になりますが、データの分布によっては連続尺度であっても順序尺度として扱うことがあります。またデータを加工することで名義尺度に変更して統計解析をすることもあります。例えば、歩行速度のデータを三分位で3つに分け、「速い」、「普通」、「遅い」とするような場合です。より具体的な例をあげると、TUGタイムの転倒リスクのカットオフ値11秒を利用して、このタイム以上の人を「高転倒リスク群」、未満の人を「低転倒リスク群」とするような場合です。また、得られたデータを三分位や四分位で分けて、上から順番に順位づけしたグループに分けるような場合です。これは研究の内容に依存する部分ですので、自身の研究フィールドに近い研究者に相談するとよいでしょう。

▶ 記述統計

記述統計とはサンプルとなったデータの特徴を示すための統計解析です。記述統計では、サンプルの**平均値と標準偏差**、**中央値と四分位**、**比率**を示します。これらの値について正確に説明をしようとすると、どうしても数学的な説明が必要になります。しかし、実際の解析ではこれらの値は統計ソフトや計算ソフトが計算をしてくれるので本書では簡単な説明にとどめます（**表2**）。

表2 記述統計で示すもの

平均値	連続尺度である測定値の総和をその個数で割った値のこと。1つの値で全体を表現している値のこと
標準偏差	連続尺度である測定値のばらつきのこと
中央値	順序尺度や連続尺度である測定値を小さい順から並べたときにちょうど真ん中にくる値のこと。平均値と同様に1つの値で全体をあらわしています
四分位	順序尺度や連続尺度である測定値を小さい順から並べたときに25％と75％の位置にくる値のこと。標準偏差と同様に測定値のばらつきをあらわしています
比率	名義尺度であらわされる変数の割合のこと

Column 統計に強くなるには

統計に強くなるには、実際のデータを使ってさまざまな検定をしてみることが1番の近道でしょう。そして、実際に行った手順と結果をまとめて研究発表をしてみると、少し統計がわかったような気がしてきます。そのくり返しこそが統計に強くなるコツです。習うより慣れろ、です。あとはいろいろと教えてくれる人を2、3人みつけておくと、飛躍的に統計に強くなっていくでしょう。

▶ 用語の確認

ここでは第1〜2章でもふれた統計解析、および研究デザインにかかわるいくつかの用語について確認しましょう。

従属変数と独立変数

まずは**従属変数**と**独立変数**です。従属変数は目的変数、独立変数は説明変数ともよばれます。この両者の関係をセラピストに馴染みのある機能障害（impairment）と能力障害（disability）で説明すると、従属変数は能力障害（結果）に独立変数は機能障害（原因）になります。能力障害の原因は多くあるので、通常はこちらに多くの変数を使用することになります。立ち上がり動作能力と下肢筋力を例にした、概念図を**図8**に示します。

この例でいえば、立ち上がり動作が従属変数に、その他の項目が独立変数になります。ここで1つ1つの関係をみる、つまり筋力と立ち上がり動作、年齢と立ち上がり動作というように**1対1の関係を検討する際に行う統計解析が二変量解析**となります。一方、立ち上がり動作に対して**すべての要因を同時に検討する統計解析が多変量解析**になります。なぜ多変量解析が必要になるのかというと、独立変数にあたる要因が相互に関係しているためです（詳細は❺で解説します）。二変量解析、多変量解析の詳細な説明に入る前に、セラピストになじみのある例から統計解析のイメージをつかみましょう（実例）。

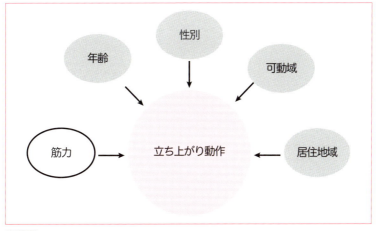

図8 従属変数と独立変数の例
　　：従属変数（disability）、○：独立変数（impairment）、　：その他の独立変数。

実例 　膝OA患者と健常高齢者を対象とした研究の統計解析の例

　統計はやはりイメージがわかないという人も多いかと思います。ここではセラピストになじみのある例から統計解析の使い方を説明します。
　膝OA患者と健常高齢者の測定を行い得られたデータの項目が次のようだったとします。

> 膝伸展筋力、疾患の有無、身長、体重、性別、活動量、年齢、歩行速度、上肢・下肢筋肉量

　ここで、膝伸展筋力に着目して、単に膝OA患者の膝伸展筋力が低下していることを示したいとします。模式図であらわすと**図1**（　　　）のようになります。このときに使用する検定が***t*検定**です（P96）。結果が有意なら今回のデータでは患者の膝伸展筋力の値は有意に小さいと結論づけます。また、このときに膝OA患者だけをとり上げ、重症度によって三群（軽、中、重）に分けた対象間で筋力に違いがあることを示したいときに用いられる検定が**一元配置分散分析**（ANOVA）です（P98）。模式図であらわすと**図2**のようになります。

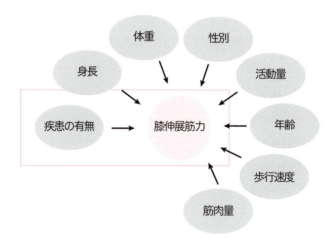

図1 　*t*検定
膝伸展筋力に関連する要因はたくさんありますが、ある1つの要因（疾患の有無）との関連について着目したときの検定が*t*検定です。

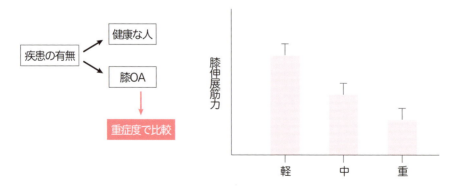

図2 　一元配置分散分析
*t*検定とほぼ同じ内容の検定です。有意という結果が得られたら、重症度と膝伸展筋力と関連があると結論づけられます。

しかし、t検定で二群間を比較した後、他のデータ項目をみると、年齢の項目で膝OA患者の値が有意に大きく、体重の値が有意に小さかったとします。このようなときは、まずは重回帰モデルで従属変数に膝伸展筋力を独立変数に膝OAの有無を入れて、最後に調整変数として年齢と体重をいれます。調整変数は統計学的にそれらの影響をとり除くことを意味します。模式図であらわすと**図3**のようになります（**調整した二群間比較**、P98）。

さて、今度は目的を変えどの要因が患者の膝関節伸展筋力を決定しているのか、その要因の影響を知りたいとします。まずはそれぞれの要因との関連を調べます。二要因とも測定値は連続変数となるのでPearsonの積率相関係数を求めます。模式図であらわすと**図4**のようになります（**相関分析**、P97）。

続いて、測定された要因によって、膝OA患者の膝伸展筋力がどの程度説明されているのかを知りたいときは、全測定項目を投入した重回帰式を作成します（**重回帰分析**、P99）。模式図であらわすと**図5**のようになります。

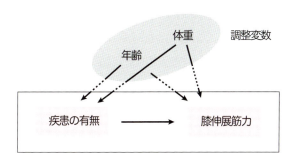

図3 調整した二群間の比較
2つの要因（疾患の有無と膝伸展筋力）の関係から、年齢と体重の影響をとりのぞきます。

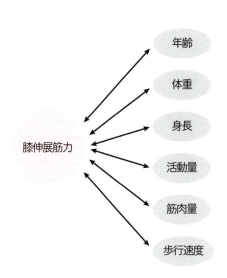

図4 相関分析
個別の関連を調べます。

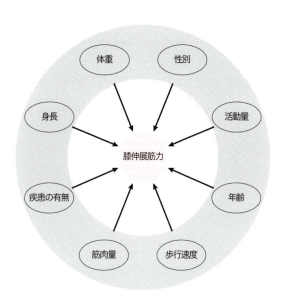

図5 重回帰分析
このすべての要因でどの程度膝伸展筋力を説明できているかを調べます。

このデータを測定後、対象者全員の測定を再度行い、患者の何名かが人工関節の手術を受けたとします。術前後で膝伸展筋力に違いがあるかを比較するときに用いられるのが**対応のあるt検定**です（P96）。模式図であらわすと**図6**のようになります。術前、術後のそれぞれで別の対象者と比較する場合は対応のないt検定になります（P96）。

また、この段階で膝OA患者において人工関節置換術の適応となる患者の特徴を知りたいときに用いることができるのが**ロジスティック回帰分析**です（P102）。人工関節手術適応の有無を従属変数にそれ以外の要因を独立変数にします。模式図であらわすと**図7**のようになります。

その後、さらに継続して測定を行い、それぞれの期間において筋力に違いがあるのかを調べたいときに用いられる検定が反復測定一元配置分散分析です。模式図であらわすと**図8**のようになります。

少し具体的なイメージがもてましたか？ このように手元にある1つのデータから経時的にデータを蓄積することによって、検討することができる統計解析が増えていきます。適宜データを整理して、いろいろな検定を試してみましょう。

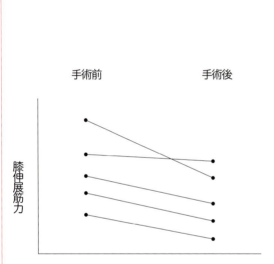

図6 対応のあるt検定
前後比較などに使用されます。

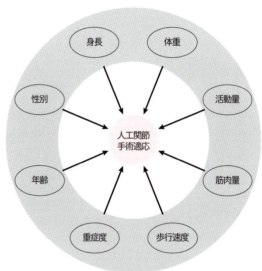

図7 ロジスティック回帰分析
この要因のうちから、どの要因がもっともうまく人工関節手術適応となるかを説明しているのかを決定する方法がステップワイズ法です。

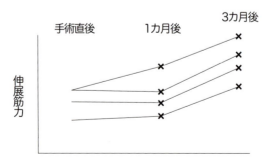

図8 反復測定一元配置分散分析

> **POINT**
> ・変数の性質から変数の尺度が決まる
> ・サンプルの性質を示すために記述統計を行う

4. 尺度に基づく二変量解析

▶ 尺度と役割から自動的に統計解析は決まる

　二変量解析では、①**変数（測定値）の尺度**（名義尺度、連続尺度、順序尺度）**と**②**変数の役割**（従属変数か独立変数）**によって行うことのできる統計解析が自動的に決まります**。したがって、統計解析をはじめる際に、最初に行うことは用いる2つの変数の尺度を確認し、どちらの変数を従属変数とするのか、独立変数とするのかを決めることです。**表3**に変数の組合わせと実施可能な統計解析を示します。

　統計に関する学生の質問で最も多いのが「データをとったのですが、これからどんな統計をすればよいですか」です。学生の頃、自分も同じような質問をしていました。もちろん、きちんとした研究をするにはこれではいけません。しかし、わからないなりに後追いで勉強することにも価値があります。ただし、質問をして答えを聞いたらその部分だけを勉強するだけではいけません。少しずつでも構わないので系統的に勉強をしておきましょう。系統的に勉強することでしかわからないことはたくさんあります（浅井）。

表3 変数の組合わせと統計解析

独立変数＼従属変数	名義尺度	連続尺度	順序尺度
名義尺度	χ^2検定	t検定、分散分析	順位和検定
連続尺度	ロジスティック回帰分析	相関分析（Pearsonの積率相関係数）、回帰分析	
順序尺度	χ^2検定		相関分析（Spearmanの順位相関係数）

斜線部の組合わせでも実施できる統計解析はありますが、セラピストの研究で行うことは少ないので、ここでは割愛しています。

▶ Student's t検定（対応のないt検定）、対応のあるt検定

　最も頻繁に使用されるt検定は従属変数に連続尺度の変数が入り、独立変数に名義尺度が入ります。このとき独立変数にあたる変数が2つの水準をもつ場合がStudent's t検定（対応のないt検定）となります。また、独立変数の水準が3つ以上の場合は分散分析になります。反対に従属変数に名義尺度の変数が入り、独立変数に連続尺度の変数が入るとロジスティック回帰分析となります。例えば、転倒を予測する運動機能テストを探すような研究にこの検定はよく用いられます。リスクの有無の判断に用いられるカットオフ値もこの統計解析で求めることができます。対応のあるt検定では、従属変数に連続尺度の変数が入り、独立変数には各データが対応している（同一の対象者に対して、同一測定項目を連続して測定している：前後比較、同一の対象者に対して、ある測定項目を別条件で測定している：測定条件間比較）ことをあらわす名義尺度が入ります。データがペアになっていて、その差を検定したいときに用いられます。

ばらつきと有意差

　平均値に同じくらい差があっても、ばらつきが大きいと有意差はでません。分布の重なりが大きくなるためです。反対にばらつきが小さくなると重なりは小さくなり、互いに異なる母集団からのデータであることが示しやすくなります。

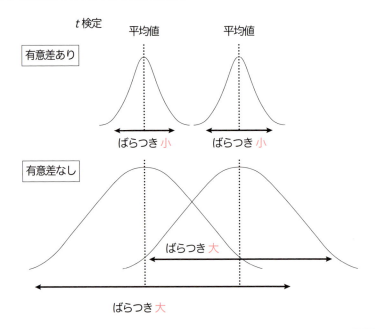

▶ χ^2 検定

χ^2（カイじじょう）検定は使用する変数の両者が名義尺度の変数の場合と従属変数が名義尺度、独立変数が順序尺度の場合の2つになります。例えば、骨粗鬆症の発症と性の関連を調べるような研究にこの検定が用いられます。このとき骨粗鬆症の有無が従属変数になり、性別が独立変数になります。

▶ 相関分析

相関分析は使用する変数の両者が連続尺度の場合と順序尺度の場合の2つがあります。連続尺度を用いた場合は、Pearson（ピアソン）の積率相関係数 r が求まります。また順序尺度を用いた場合は Spearman（スピアマン）の順位相関係数 ρ（ロー）が求まります。グラフで示す場合は散布図が適していて、分布から相関関係をおおよそ知ることができます。右肩上がりになっていれば正の相関、右肩下がりになっていれば負の相関となります（**図9**）。値は－1～1の範囲をとります。下肢筋力と歩行速度の関係を調べるときなどに用いられます。

▶ 外れ値で結果が変わる

このように使用している変数の尺度がわかっていれば、必然的に実施可能な統計解析が決まります。統計解析では、まずこれらの検定をひととおり行い、結果を確認するとよいでしょう。ここで注意することは、外れ値の扱いです（**②▶不自然な値の処理**を参照）。こうした値があると統計解析結果が大きく変わるので、必ずデータのばらつき具合を再確認してデータが研究の包含基準などを満たしているかを慎重に検討してみましょう。そして、仮に外すほうが妥当だと判断したら、そのデータは使用せずに再度解析をしてみましょう。多くの場合、最初の結果とは異なる結果となります（有意差のあったものがなくなることがほとんどです）。学会発表

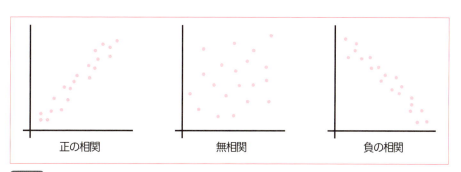

図9 相関分析の結果例

でよく指摘されるデータ処理のポイントですので、必ず確認するようにしてください。ここで示した統計解析以外にも、セラピストの研究で用いられる統計解析として、連続尺度の変数に対して比較する群が三群以上ある分散分析（一元配置分散分析）や、さまざまな要因の影響をとり除いた、連続尺度の変数の二群間比較に用いられる調整した二群間比較などがあります。これらは実例をもとに説明するほうがそのイメージがつきやすいのでP92の 実例 の項目で概説しています。

▶ 自分の考えに誘導していないか

　　　　統計解析の結果は1つの極端なデータの存在で真逆の結果になります。こうしたミスは研究をはじめた頃に起こりやすく、特に自分が望む結果が得られそうになったときによく起こります。この現象は無意識のうちに起こるので、統計解析に正確を期す場合には、研究に関係のない第三者に解析をしてもらう必要があります。

　　しかし、実際にそのような第三者をみつけることは難しいと思いますので、なるべくこうしたことが起こらないように自戒しつつ統計解析を進めて行く必要があります。常に**統計解析の結果を自分の考えに誘導していないか**、自問自答しながら進めるとよいでしょう（**図10**）。自身の考えとは異なる結果が得られたら、慎重にデータを見直して、その結果が妥当かどうかを判断します。このプロセスで研究発表での考察の流れができ上がります。また、新しい研究のアイディアもそこで生まれることもあります。その意味でこのプロセスは非常に大事な役割を担っています。

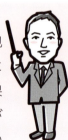

> 私が大学院生になりたての頃、私は研究のテーマをなんとなく見つけて、研究テーマにかかわることをなんとなく測定して、先生にアドバイスを貰ってなんとなく統計処理をすれば、素晴らしい結果が出ると思っていました。いうなれば、研究に関することすべてがなんとなく、だったのです。研究は、なんとなくではじめると何の結果も得られません。これとこれの関係を明らかにしたいと明確な目的をもって研究に取り組むようにしましょう（浅井）。

POINT
- 二変量の尺度の組合せによって、できる統計解析が決まる
- 自分の考えに誘導していないか意識して解析を行う

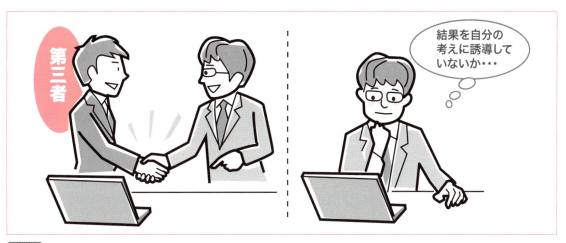

図10 結果を自分の考えに誘導しない

5. 多変量解析

▶ 重回帰分析

　　　　　ここまで2つの変量の関係をみる統計解析をみてきました。しかし、現在の学会発表では、これらの解析だけでは不十分だとみなされることが多くなりました。ここでは例を用いて重回帰分析について説明していきます。重回帰分析は、自分の知りたい関係性以外の影響をとり除いたうえでその関係を知りたいときに用いられたり、さまざまな独立変数を用いて全体としてどの程度説明できるかをモデル化して検討したりするときに用いられます。例えば、高齢女性を対象とした研究において、膝OAの有無で膝の伸展筋力に差があるという仮説を立て、さまざまな測定値について二群間比較をしたとします。仮にその際の二群間比較の結果が**表4**のようであったとき、どのような解釈が可能でしょうか。ちなみにこの場合の二群間比較はt検定で

統計ソフト

　統計ソフトを使えば基礎的な統計の知識がなくてもさまざまな統計解析の結果を得ることができます。代表的な統計ソフトにはSPSSやSASなどがあり、使用している人が多いこともあって大学院や研究所などで広く使われています。しかし、高額なためにこれから研究をはじめようとする人にとってはなかなか手が出ません。最近ではRなどのフリーソフトでもさまざまな検定が可能で簡単な検定ならフリーソフトで十分ということも多いです。マニュアルの本も充実していますので、お金をかけずに統計解析をしたい人はRにチャレンジしてみてはいかがでしょうか。

- R
  https://cran.ism.ac.jp/

表4 高齢女性を対象とした研究例

	膝OAあり (n = 30)	膝OAなし (n = 30)	P値
年齢（歳）	76.0 ± 4.9	80.2 ± 4.4	＜ 0.001
身長（cm）	153.4 ± 4.4	151.6 ± 3.4	0.080
体重（kg）	55.4 ± 4.8	53.8 ± 4.7	0.204
膝伸展筋力（N・m）	61.0 ± 8.1	63.6 ± 7.1	0.191

P値：検定によって得られた統計量が生じる確率のこと。この確率が検定において設定した統計学的有意水準（一般的には5％）よりも小さいと、あまり起こり得ないことが起こったと判断して差があると結論づけます。

す。有意水準は5％未満としました。

年齢が関連している？

　膝進展筋力の項目だけをみれば二群間に有意な差は認められず、膝OAと膝伸展筋力には関連がないということになってしまいます。しかし、その他の項目では年齢に有意な差が認められています。つまり、「膝OAありの高齢者」は「膝OAなしの高齢者」よりも若い人が多いことになります。このことから、膝OAありの人は年齢的に膝伸展筋力が強い可能性があり、そのことを考慮して膝伸展筋力に差があるのかを検討しなければなりません。このようなときに用いられる統計解析が多変量解析です。多変量解析を行えば**2つ以上の要因を同時に考慮することが可能です**。ただし、その場合は一定のサンプルサイズがあることが望ましいです。

年齢を考慮した統計解析

　さて、今回のデータについて、年齢を考慮しつつ膝OAの影響について統計解析を行うと、その結果は**表5**のようになりました。

Column **P値の記述について**

フリーソフトのRや有料のSPSSなどの統計ソフトが一般的になるまでは、P値は有意水準に達していなければ「ns（not significant）、有意差なし」と記述されていました。これは、昔は統計量から正確なP値を計算するのがたいへんだったので、便宜的に統計学的有意水準に達していないことを示すために採用された方法でした。しかし、近年では統計ソフトを利用すれば容易にP値を計算できるようになり、こうした方法ではなく小数点以下3桁まで示すことが一般的になりました。

表5 年齢を考慮した膝OAと膝伸展筋力の関連

要因	標準β係数	P値
年齢	−1.06	<0.001
膝OA	0.62	<0.001

統計学的有意水準は5％未満とする。

　ここでは、年齢の要因を含めて比較すると二群間に有意な差が認められました。この結果は、いい換えると、統計学的に処理をして、仮に年齢が同じだとすると二群間に差があったということです（年齢の影響を除いて比較したことになります）。こうした方法を「年齢で調整する」といい、このような働きをする因子（今回の例では年齢）、つまりある関係性をもつ2つの要因のどちらにも影響を及ぼす要因のことを**交絡因子**とよびます。もちろん、こうした統計的な調整をしないでもよいように、最初の段階で対象者の年齢が同じになるようにしてから単純な二群間比較のみとすることも可能です。むしろこちらの方が研究としては質が高いのですが、多くの場合なかなかそのようなことを実施することは難しいため、統計的な処理で対応することが多いです。

従属変数が連続尺度なら重回帰分析

　さて、この処理方法を数式（重回帰式）として一般化して示すと次のようになります。

$$Y = aX_1 + bX_2 + cX_3 + dX_4 + eX_5 + \cdots\cdots$$

　式の左辺Yに入る因子が従属変数で、右辺に入る因子（X_1…）が独立変数になります。このときYに入る従属変数が連続尺度であった場合の多変量解析が重回帰分

波形処理などにも用いられる統計

　統計的な手法は統計解析以外のさまざまな処理にも用いられています。筋電図の研究などで必須の波形処理にも統計的手法はよく用いられています。統計の数学的な内容を理解すれば、統計的な概念が思いもよらないところで利用されていることに気づくでしょう。勉強を続けることによってその広がりを実感できると、研究以外の場所でもそのスキルを生かすことができます。研究を通じて統計的な概念を理解して自身のキャリアアップにもつなげていきましょう。

表6 結果として示す情報

従属変数	多変量解析	結果として示す必要のある情報
連続変数	重回帰分析	R^2値、標準β係数、β係数とその標準誤差

析です．重回帰分析は，因果関係がある程度はっきりしている[※1]ときに，ある変数（従属変数）を複数の因子（独立変数）で説明をしたいときなどに用いられます．解析結果から重回帰式が作成されて，その式で従属変数がどの程度説明されるのかを示すR^2値が得られます．また独立変数がどの程度のかかわりをもつのかを示す値として標準β係数が計算されます．これらの値はP値と同様に統計学的に非常に重要ですので，結果を示すときにはセットで示す必要があります．まとめると**表6**のようになります．

結果の表現の仕方

重回帰分析の結果，さまざまな交絡因子で調整しても，ある独立変数（自分が関係性を知りたいと考えている変数）が有意に関連していた場合，「その変数は独立してその従属変数と関連していた」と表現します．最初の例では，「膝OAの有無は年齢からは独立して膝関節伸展筋力に関連していた」となります．

投入できる要因数

しかし，ここで注意が必要です．調整をしたい変数がたくさんあるからといって測定したすべての要因をモデルに投入してもよいわけではありません．実際の重回帰分析では**サンプルが20につき1変量が適当**と考えられているので，仮に100名の測定を行ったとしても5変量しか投入できないことになります．ですので，多変量解析を行うには一定のサンプルサイズが必要であることを考慮して，研究デザインを工夫して（例えば女性だけを対象にするなど，こうすれば性別の要因は投入する必要がなくなる），なるべく少ないサンプルサイズですむようにする必要があります．

▶ ロジスティック回帰分析

セラピストの研究によくみられる内容の1つに，**ある現象や疾患の有無を予測するという研究**があります．例えば運動機能テストによって転倒発生を予測するような研究です．このような研究にロジスティック回帰分析を用います．ロジスティック回帰分析では基準値であるカットオフ値（この値を超えるとリスクが急激に高ま

[※1] 下肢筋肉量と身体活動量の関係は身体活動量が多いほど下肢筋肉量が多いと考えるのが自然です．この場合の因果関係は，活動量が原因で下肢筋肉量は結果と考えられるので，回帰分析では下肢筋肉量を従属変数に活動量を独立変数に投入することになります．

る）が得られますので、臨床的な研究に馴染みやすい統計解析だといえるでしょう。単ロジスティック回帰分析はある変数（独立変数）から名義変数であらわされる何らかのイベントの発生の有無（例：転倒）の関係を示す二変量の分析であるのに対し、多重ロジスティックの分析はイベントの発生を説明する変数が複数ある多変量の分析です。

単ロジスティック回帰分析

例えば、地域在住高齢者の転倒の発生の要因を探すために、地域在住高齢者を対象として次の項目の測定を行ったとします。

> 年齢、性別、身長、体重、服薬数、関節痛、バランス障害の有無、歩行速度、転倒恐怖の有無、1年間の転倒経験の有無

この測定を基準（このような測定をベースライン測定といいます）にして、その後1年間の転倒の発生状況を月1回の電話調査で確認します（フォローアップ）。このときベースラインのデータが原因（独立変数）となり、フォローアップ中に発生した転倒が結果（従属変数・メインアウトカム）となります。まとめると**表7**のようになります。

ここで、例えば歩行速度の低下が転倒リスク要因になっていると研究仮説を立て

表7 ロジスティック回帰分析が用いられる研究例

独立変数 （ベースライン測定）	年齢、性別、身長、体重、服薬数、関節痛、バランス障害の有無、歩行速度、転倒恐怖の有無、1年間の転倒経験の有無
従属変数・メインアウトカム （フォローアップ）	転倒の発生

従属変数	多変量解析	結果として示す必要のある情報
名義変数	ロジスティック回帰分析	オッズ比とその信頼区間、AUC値、カットオフ値

回帰の意味

回帰式は関数式と似ていますが、その意味合いは大きく異なります。関数がある1つの変数に対応して1つの値が決まるのに対し、回帰ではある1つの変数が決まると1つの値が平均的に決まるということを示しています。数学的な話をしているのに、ぼんやりとその範囲が決まるというのがおもしろいところです。

ていたとします。つまり従属変数が転倒の発生で独立変数が歩行速度ということです。このとき単ロジスティック回帰式（ロジスティック回帰モデル）が得られます。

$$\ln(P/1-P) = aX_1 + b$$

式の形は重回帰式とは若干異なります。数学的には対数を用いた計算をする必要がありますが、難しく考えず重回帰式の従属変数がyes or no（つまり名義尺度）に変わっただけと、考えればよいです。

結果はオッズ比で示す

この分析の結果、投入した要因（ここでは歩行速度）が有意となれば、歩行速度が転倒リスクの要因である可能性が示唆されるわけです。そして、このときに示す統計学的データが**オッズ比**です。オッズは、ある事象が起こる確率を起こらない確率で割り算した値です。したがって、オッズ比は**ある現象の起こりやすさ**を示しており、独立変数が一単位ずれたときに、従属変数・メインアウトカムの生じるオッズが何倍に変化するかを示した指標のことです。例えば、今回の結果で10 m歩行時間が有意となり、オッズ比が1.3であったとすると、10 m歩行時間が1秒遅くなると転倒の生じるオッズが1.3倍になるということを示しています。独立変数に使用している指標の単位に注意をしなければいけませんが、ある指標がロジスティック回帰分析で有意でかつそのオッズ比が大きな場合は、その指標で示される運動機能の変化は臨床的なインパクトが大きいということになります。

転倒の研究に関する例をあげると、下肢の痛みのなかでも足部の痛みはその他の下肢の痛みのオッズ比よりも大きいという報告があります。つまり足の痛みは転倒予防という観点から考えれば、他の下肢の痛みと比較して非常に危険なサインであり、なるべく早期に対応する必要がある、ということです。また、このオッズ比の数字には注意が必要です。統計の結果は基本的にすべて区間（いわゆる信頼区間）で有意であるかないかが判断されるので、オッズ比で全く変化がないことを示す1がその区間に含まれていた場合（例えば0.9～1.3）は一単位ずれたときに、その確率が小さくなるときも大きくなるときもあることを示しています。つまりその影響はどちらに作用するか統計学的にはわからないということです。この情報は統計の結果としてはきわめて重要ですので、ロジスティック回帰分析の結果を示すときには必ず併せて示す必要があります。

多重ロジスティック回帰分析

　ここまで単ロジスティック回帰分析について説明をしてきました。しかし、ここでもある変数が2つの変数の関係に影響を及ぼしている可能性があり、それについても検討をしなければなりません。この例でいえば年齢です。仮に単ロジスティック回帰分析の結果、歩行速度が転倒の発生に影響を及ぼしていたとしても、転倒者の年齢が非転倒者よりも有意に高い場合はどうなるでしょうか。年齢が高いほど歩行速度が遅くなるのはよく知られた事実です。したがって、歩行速度と転倒の発生の関係の結果を示すだけでは結果としては不十分で、年齢による影響をとり除いてその関係を示す必要があります。

　このような場合、重回帰分析と同じように、ロジスティックモデルに年齢の要因を投入してその影響をとり除きます。仮に年齢の影響をとり除いてもその関係に変化がない場合、歩行速度は、年齢の要素からは独立して転倒の発生に関係しているということになります。このときの数学的なロジスティック回帰式は以下のようになります。これは独立変数が2つ投入された多重ロジスティック回帰式になります。

$$\ln(P/1-P) = aX_1 + bX_2 + c$$

投入できる要因数

　もちろん、さらに独立変数を投入することも可能で、年齢だけでなく、性別や、その他の影響を及ぼすと考えられる変数を投入していくことができます。ただし、ここでも重回帰分析と同じようにサンプルサイズに注意が必要です。ロジスティック回帰分析は重回帰分析とは異なり、単純なサンプルサイズではなく、従属変数・メ

統計学のおもしろさ

　私が統計学をおもしろいと思う理由の1つは、統計学ではすべての現象が部分的にしか説明できないとしているところです。しかも、得られた結果は、設定した有意水準の確率で間違っている可能性のあることを認めています。その意味で、統計学はきわめて臨床的で、人の感覚的な理解と一致することが多いように思います。ある人の集まりを考えたとき、それらの人の身体的不調が1つの要因で決まることはまずありません。かならず複数の要因が関連していて、それらの要因で説明のつくことは50％を超えることはありません。どれだけ言葉を費やしても1人の人の人となりを100％説明できることができないように、あらゆる現象も100％説明することはできません。このことが理解できれば、研究で得られた結果がすべてに適用できるわけではなく、その効果が限定的であることが理解されるでしょう。逆にいえば、ある身体にかかわる現象を100％説明できると断言することに問題があることが理解されるでしょう。そのような言葉をみたり聞いたりしたら、何かがおかしいと思って差し支えありません。

インアウトカムとする変数が生じた数によって投入できる要因の数が決まります。具体的には**生起した数が10に対して1つの要因を投入することができます**。高齢者の転倒を例にとると、転倒した人の数が10名で1つの要因を投入できることになります。一般に地域在住高齢者の1年間の転倒率は20〜30％ですので、仮に100名の高齢者のデータを集めて、フォローアップ期間に30名の高齢者が転倒したとすると、転倒という事象が生起したのが30、投入できる要因は3つということになります。こうした統計処理上の制限があるので、ロジスティック回帰分析ではなるべく大きなサンプルサイズで研究を進められるように研究体制を整える必要があります。また、重回帰分析のところでも述べたように、なるべく研究デザインの段階で工夫をすることも大切になります。

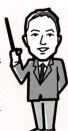

> 　実際にデータをとって統計解析をどうしたらよいかわからないときは、自分の研究と似た研究を探して同じ統計解析を行うとよいでしょう。論文になっているということは第三者の目を通っているということですから、用いられている統計解析はおおむね適切だと考えて差し支えないでしょう。もちろん、測定しているデータの内容によっては、そのまま適用することはできないこともあります。しかし、解析の方針などはそのまま利用できることがほとんどです。なるべく多くの論文を読んでその方法を真似してみましょう（浅井）。

POINT
- 多変量解析を用いることによって、複数の要因を同時に検討できる
- 多変量解析ではサンプルサイズ（重回帰分析）やアウトカムが起こる数（ロジスティック回帰分析）によって投入できる要因の数が変わる

6. グラフ・表を作成する

▶ 用いた統計解析によって適切なグラフが変わる

　統計解析がおわったら、次は結果をまとめる作業に移ります。一般的に、統計解析によって得られた結果はグラフ・表で示します。重要な部分を視覚的に理解しやすい形にすることは、自分の行った研究の結果を学会の参加者や論文の読者に理解してもらうため重要です。もちろん、グラフ・表を用いずに文章で結果をまとめることも可能です。

> 　私は大学院生の研究指導も行っています。学生の発表で一番気になるのは、結果の表に書かれてある数字が不正確なことです。大体どこかに数字の記載ミスがあります。私自身も同じミスをよくしていました。これは発表としては致命的なミスです。はじめてその結果をみせられた人にとっては、目の前の数字でしか研究結果を判断できないからです。結果を正確に示すことは研究発表をする際の大前提です。人前で発表する前には、必ず友人同士で発表資料の確認を行うなどして、不正確な結果を示すことのないようにしましょう（浅井）。

　研究結果を図で示す際に注意するべきことは**用いた統計解析によって適切なグラフ・表が変わる**ということです。**表8**に統計解析とグラフ・図の組合わせの例を示します。以下統計解析ごとに解説していきます。

表8 統計解析とグラフ・図の組合わせ例

統計解析	グラフ・表
記述統計	2列表
二群間比較（t検定）	棒グラフ・表（群の数に応じて列は変わる）
三群間以上の比較（分散分析）	棒グラフ・表（群の数に応じて列は変わる）
二変量の相関・回帰分析	散布図と表
重回帰分析	3列表
ロジスティック回帰分析	ROC曲線

▶ 記述統計

　記述統計の結果（対象者の特性）の例を示します（**図11**）。表のタイトルは左上に書きます。表の内容が一読してわかるタイトルをつけましょう。この例では「対象者の属性」としています。表には縦線と変数の各項目の間の横線は不要です。論文によっては縦線が入っているものもありますが、一般的には必要ないとされています。表には結果に応じた必要十分な情報が盛り込まれていることが大切です。まずサンプルサイズは表中のどこかに記載されていなければなりません。最も多いのが各項目のデータを示す列の1番上に書くことです。このとき，数という意味で「n」と書いてその後ろにサンプルサイズの数字を書きます。表中にはスペースの関係で略語を用いることが多いです。その正式名称は表の下の欄外に書きます。また説明の必要な内容についてもここに書きます。表の草案が完成したら、身近な人にみてもらって説明の必要な箇所はないか確認してもらうとよいでしょう。

　記述統計の結果は表で示すことがほとんどです。左の列に変数をその単位とともに示し、2列目にデータを示します。連続変数なら平均値と標準偏差、順序変数なら中央値と四分位、名義変数なら実数とその割合を示します。健常者が対象の研究であれば、属性を文章で説明することも可能です。その場合は年齢、性別、身長、体重は基本的な情報として示す必要があります。

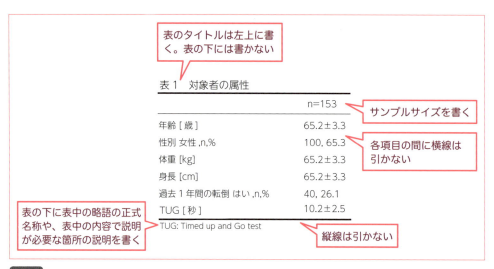

図11　記述統計の結果の例

▶ 二群間比較・三群間比較

グラフで示す

二群間比較の結果の例を示します（**図12**）。まずは棒グラフです。グラフは図として扱われます。図の書式もグラフと同じですので図を書く場合はこの書式にしたがって作成してください。図のタイトルは図の下に書きます。図の内容を的確にあらわしている題名をつけましょう。学会の発表などでは表示できる時間が短いのでなるべくシンプルなものを心掛けましょう。測定項目名は縦軸に縦書きをします。単位のあるものは必ず単位も書いてください。棒グラフは、上にひげの伸びたような飾りがついたグラフが用いられます。上下に伸ばした形もありますが、多くの場合は上方向につけるだけ構いません。このひげの長さは測定したサンプルの標準偏差がよく用いられます。三群以降の結果は棒グラフを横に追加していきます。

表で示す

次は表で示した場合です（**図13**）。基本的な書式は記述統計と同じです。異なる点は、統計解析の主な情報が含まれていることです。通常、統計の結果を表で示すときは、検定結果のもとになる統計量とその結果としてのP値を示します。注意しなければいけないことは、統計量は用いた統計解析によって異なるということです。t検定ではt値、χ^2検定ではχ^2値、分散分析ではF値となります。自分が用いた統計解析に合わせて適宜変更して記載してください。最後の列はP値です。統計解析のところでも書きましたが、最近は統計ソフトによって詳細なP値が計算されますので、小数点以下3桁まで正確に記載してください。三群以上の群がある場合は列の数を調整して対象者の列を増やしてください。

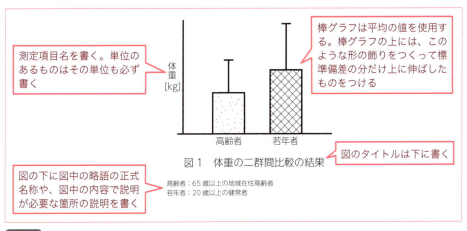

図12 二群間比較の結果の例（グラフ）

表1　対象者属性の二群間比較

	高齢者 (n=63)	若年者 (n=90)	統計量	P値
年齢 [歳]	72.2±3.9	40.3±10.3		<0.001
性別 女性 ,n,%	31, 49.2	50, 55.6		0.511
体重 [kg]	53.2±6.3	59.7±8.3		<0.001
身長 [cm]	152.2±3.9	165.2±3.3		<0.001
過去1年間の転倒 はい ,n,%	15, 23.8	3, 3.3		<0.001
TUG [秒]	9.2±3.1	6.2±1.5		<0.001

TUG: Timed up and Go test

> 二群間比較に用いた統計解析の統計量を示す
> t 検定なら t 値、χ^2 検定なら χ^2 値という風に、それぞれの統計解析で得られた統計量の値を示す

> P値は小数点以下3桁まで示す
> 0.001より小さいときだけ記号で表す

図13 二群間比較の結果の例（表）
注意：統計量の列は空欄にしています。使用した統計解析に合わせて変更してください。2つ以上の統計量が混在するときは、その旨を欄外に記載してください。統計量はスペースの都合で書かないこともあります。

▶ 二変量の相関・回帰分析

　相関・回帰分析の例（グラフと表）を示します（**図14**）。**相関・回帰分析の結果は散布図**で示すのが適切です。相関分析の場合は、重要な結果をグラフで示したうえで、有意相関係数rをまとめた表をつけるとよいでしょう（**図14右の表**）。その際、表の下にあるように*を用いて、必ずどの相関係数が有意であったかがわかるようにしておきましょう。回帰分析の結果では、散布図に一次の回帰式を示すのが一般的です。散布図に回帰分析によって得られた回帰式を挿入し、その関係性を数式でもわかるようにしておきましょう。また論文の結果の項目には、独立変数によってその回帰式がどの程度説明されたかをあらわす自由度調整R^2値を記載しておきましょう。相関・回帰分析では、正負の関係が正確に記載されているか、くり返し確認してください。正負の結果を逆に読んでしまうと真逆のことを考察してしまうことになります。

▶ 重回帰分析

　重回帰分析の例を示します（**図15**）。**重回帰分析の結果は表**で示されます。重回帰分析の結果では投入した変数の統計学的な結果（標準β係数、その信頼区間、P値）を示します。結果は統計解析において作成したモデルごとに結果を示すのが一

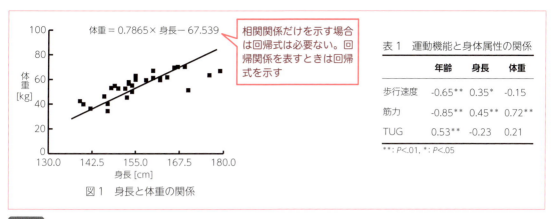

図14 相関・回帰分析の結果の例

図15 重回帰分析の結果の例

般的です。一般にモデルの数が増えるごとに投入される調整変数の数は多くなってきます。表の欄外には統計解析の内容が一読してわかるようにモデルに投入した変数の役割を記載しておきます。

ロジスティック回帰分析

ロジスティック回帰分析の結果の例を示します（**図16**）。**ロジスティック回帰分析の結果は表**で示されます。ロジスティック回帰分析の結果は重回帰分析の結果の示し方とほとんど同じです。投入した変数の統計学的な結果（オッズ比、その信頼区間、P値）を示し、作成したモデルごとに結果を示します。この表に追加して、得られたモデル式から描ける受信者動作特性曲線（ROC曲線）を示すこともあります

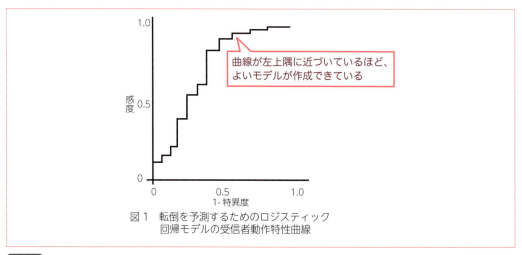

図16 ロジスティック回帰分析の結果の例

表1 転倒と歩行速度の関連

	Model1			Model2		
	オッズ比	95%CI	P値	オッズ比	95%CI	P値
歩行速度	8.41	[1.69-43.57]	0.009	7.18	[1.31-41.10]	0.023
年齢				0.93	[0.86-1.02]	0.125
性別				1.97	[1.01-4.03]	0.048
BMI				1.05	[0.94-1.17]	0.407

歩行速度：10m歩行速度，BMI:Body mass index，95%CI：オッズ比の95%信頼区間
Model1：従属変数：フォローアップ期間の転倒発生の有無，独立変数：歩行速度
Model2：従属変数：フォローアップ期間の転倒発生の有無，独立変数：歩行速度，調整変数：年齢，性別，BMI

（ロジスティック回帰分析の結果では、オッズ比、その信頼区間、P値を示す）

図1 転倒を予測するためのロジスティック回帰モデルの受信者動作特性曲線

（曲線が左上隅に近づいているほど、よいモデルが作成できている）

図17 ROC曲線

（**図17**）。このROC曲線は作成したモデルがどの程度うまく従属変数を説明しているかを知る際に用いられます。曲線が左上の隅に近ければ近いほど従属変数を説明することができていることになります。また、その結果を利用してカットオフ値が求められます。カットオフ値は左上の隅に最も近づく点から計算されます。カットオフ値の求め方は、使用する統計ソフトによって異なりますので、各種マニュアルを参照してください。

> **POINT**
> ・統計解析の種類によって発表に適した表やグラフが決まる
> ・統計解析の種類によって示すべき統計学的な情報は異なる

7. 結果を解釈する

▶ その差には臨床的な意義があるか

統計解析の結果は有意差があるだけでは不十分です。有意差があるというのは、あくまでも「**統計学的に差がないとはいえない**」ということだけです。また、サンプルサイズが大きいと有意差が出やすくなるという統計解析の特徴もあります。つまり、本当に意味のある差かどうかを判断するには有意差以外の要素をあわせて検討する必要があります。

具体的には実測値の差に注目しなければなりません。例えば、転倒経験者とそうでない者の運動機能を10m歩行時間で比較したとします。その結果、転倒経験者は10.5秒、そうでない者は10.0秒で、統計学的に有意な差があったとします。平均値の差は0.5秒です。結果の解釈は、この値をどのように捉えるかが重要になります。仮にこの測定では別々の測定者がストップウォッチを用いて計測していたとしましょう。そうすると、この計測自体はそれほど正確なものではなく、かなり誤差を含んでいると考えられます。そのように考えると10m歩行時間の0.5秒の差というのは、転倒しやすい高齢者の本当の特徴を捉えているとは考えにくくなります（**図18**）。しかし、これが高速度カメラを使用して、ステップに要する反応時間を計測し

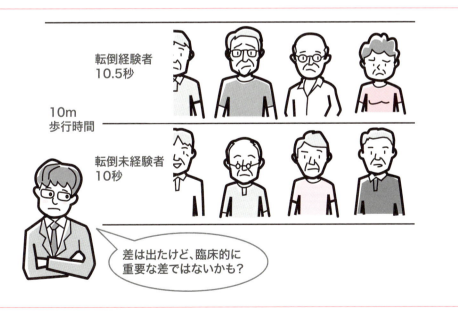

図18 臨床的に意義のある差か検討する

た差とするとどうでしょうか。これであれば、神経の伝達速度や中枢における処理などを考慮すると非常に大きな差だと考えることができます。つまり、統計解析の結果はあくまでも差があることを証明しているに過ぎず、それが臨床的に、または運動学、生理学的に重要な差であるかどうかは別の話なのです。

▶ 先行研究の結果と比較する

統計解析の結果として有意差があり、実測値にも臨床的に意義のある差があった場合、次はその結果が他の研究結果と同様の結果となっているのか、それとも違うのかを丁寧に確認する必要があります。このとき、特に注意すべきことは次の5点です。

①研究の対象は同じか？ 違うならどのように違うのか
②測定している方法は同じか？ 違うならどのような点が違うのか
③研究デザインは同じか？
④使用している統計解析は同じか？
⑤サンプルサイズは同じか？

これらのことを確認したうえで、自身の行った研究が多くの研究結果の延長線上にある結果を示しているのか、それとも全く新しい視点を示しているのかを考察のなかで述べる必要があります。これは考察の重要な一部分になります。論文検索を十分に行い、その結果を表などにまとめたうえで行うようにするとよいでしょう（準備期にまとめた先行研究も参照する）。また、この段階で先行研究の結果との間に大きな差があった場合、研究の内容自体に疑義が生じる可能性もあります。その場合は、最初のデータ入力・整理に立ち戻って、データ入力に間違いはないか、包含基準などのサンプリングに問題はなかったか、データの測定に関してバイアスなどがかかっていないか、考え得るすべての可能性を検討する必要があります。それでも問題がないのであれば新規性の高い研究成果となる可能性があります。胸を張ってそういえるように、あらゆる可能性について検討をしておきましょう。

> **POINT**
> ・統計学的な有意差とは、差があることのみを証明している
> ・実測値の差にどのような意味があるか、運動学的、生理学的に検討することが大切
> ・先行研究の結果をまとめて自身の研究と比較することが考察の1つになる

8. 研究の強み・弱みを理解する

自身の研究の強みと弱みを把握することは研究発表をするうえでとても大切です（**図19**）。研究の強みと弱みを適切に把握できていると、発表においてアピールする点が明確になり、その後の論文の内容も論旨が一貫したものになります。

▶ 研究の強み

それではどのような点が強みになるのでしょうか。最も重要な研究の強みはその研究成果の新規性です。**新しい発見はそれだけで発表する価値があります**。少々の研究上の不備は問題にならないかもしれません。しかし、大発見が簡単にできる訳はなく、それ以外の強みを考えておく必要があります。例えば、研究デザインとして優れている、十分なサンプルサイズがある、今まで測定できなかった項目が測定されている、などです。多くの先行研究の結果を踏まえて、こうした強みを発表資料、論文に書いていく必要があります。査読者が発表、論文のテーマに対して知識があるほど、どういった点で、その研究成果が対象となる研究領域に貢献するのかを大切にします。丁寧に先行研究を調査して正確に自身の研究の強みを書くようにしましょう。

▶ 研究の弱み

一方、研究の弱みについては研究の限界のところで述べることが多いですが、あ

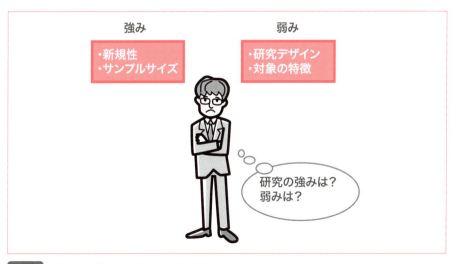

図19 研究の強み、弱みを理解しよう

まり悲観的に表現しないように注意しましょう。もちろん、欠点の少ない研究は存在しますが、**完璧な研究というのはほとんどありません**。そのことがわかっていれば、ことさらに自分で自分の研究を貶めるようなことは書く必要がないことがわかると思います。もちろん、そのような弱みをなるべく少なくすることは大切です。研究の準備の段階で、研究の内容をさまざまな点から吟味し、より欠点の少ない研究を行うようにしましょう。

> POINT
> ・研究における最大の強みは新規性
> ・先行研究を丁寧に調べることが自身の研究を客観視するために必要

9. 研究の限界を確認する

▶ 研究デザインに基づく限界

研究の結果から述べられることにはおのずと限界があります。最も一般的な限界は**研究デザインに基づくもの**です。例えば、横断研究から得られた結果は要因の関連を述べているに過ぎません。どちらが原因でどちらが結果であるというような因果関係について言及することはできません。学会発表でこの種の間違いはとても多くみられます。横断研究の結果であれば、因果関係に言及することのないように文章中の表現を注意深く検討する必要があるでしょう。

▶ サンプルサイズに基づく限界

もう1つよくみられる研究の限界は**サンプルサイズに基づくもの**です。サンプルサイズが十分でないと、いわゆるβエラー[※2]が大きくなって本当は差があるのに差がないとしてしまう可能性が高まります。つまり、重要な要因を見過ごしてしまう危険性が高くなってしまうのです。このような場合は、その研究の結果は、対象と考える母集団[※3]に一般化することはできません。研究デザインの限界と同様に考察を行う際にはその表現に注意をしましょう。

※2 βエラー：検定における第2種の過誤のことで、帰無仮説が誤っているにもかかわらず帰無仮説を採択する誤りのことです。本当は差があるのに、差がないとしてしまう誤りのことです。サンプルサイズが小さいとこの誤りが起こりやすいです。
※3 母集団：ある特徴を共有する集団のことです。例えば、歩行の自立した地域在住高齢者や65歳以上の膝OA患者などです。

▶ 対象者の特徴に基づく限界

　研究デザイン、サンプルサイズなどから生じる限界とは別に、それぞれの**研究内容からくる個別の限界**があります。例えば、対象者の特徴に基づく限界です。若年者の結果を高齢者に適用するのは、明らかに論理が飛躍していることがわかるでしょう。また、対象者の選定において、何らかのセレクションバイアスがかかっている場合も個別の限界に該当します。例えば地域で高齢者を募集して行う測定会などではセレクションバイアスが起こりやすいです。測定会に自身で参加しようとする人たちはある程度健康で健康意識の高い人が多いので、ほとんど運動機能に問題のない高齢者ばかりが集まる可能性が高くなります。つまり、運動機能の高い人から低い人まで含んでいるはずの地域在住高齢者が元気な人ばかりということになってしまいます。これは典型的なセレクションバイアスですので、重要な研究の限界として考察で述べる必要があります。

▶ 測定項目の不備に基づく限界

　その他の限界として測定項目の不備などがあげられます。例えば運動機能を評価する場合はなるべく多面的に測定を実施するべきですが、さまざまな事情で詳細な測定を行うことができないことがあります。こうした場合、結果は運動機能の重要な要素を含んでいない可能性があるため、その結果を一般化することには注意が必要です。

▶ 研究には限界があるもの

　研究の限界というとネガティブな印象をもつ人が多いですが、研究発表においてはここを避けることはできません。研究の限界を明確にしたうえで、自身の研究結果について論理的な飛躍を避けて考察をしていきましょう。研究デザイン、対象者のリクルートメント、測定内容とその方法などについて、どのような点を研究の限界として明らかにしておくべきか、共同研究者とともに吟味するとよいでしょう。

> **POINT**
> ・研究の限界として最も重要なものは研究デザインに基づくもの
> ・研究発表では、さまざまな視点から、自身の研究における限界を検討しておく必要がある

10. 研究の将来展望を考えておく

　　　　自身の研究を今後どのような方向に進めていくのかを考えることは、より発展した研究を行うために必要不可欠です。観察研究で得られた結果をコホート研究において検討するのか、詳細な測定機器を用いてある現象が起こるメカニズムを明らかにするのか、より具体的な研究の方向性を定める必要があります。

▶ 自身のもつリソースを見定める

　　ここで大切なことは、**自身がもっている研究のためのリソースでどこまでのことができるのか見定める**ことです。1,000人を超えるコホート研究をしたいと思っても、臨床で働いているセラピストがそんな大規模な研究を行うことは難しいでしょう。自身のもっているリソースの範囲を超えないように次の研究を組んでいくことが大切です。

　　もちろん、研究者をめざすのであれば、自身の研究のための**リソースを大きくしていくことは必要不可欠**です。フィールドに出て行う研究は、個人では行うことは不可能です。自身のチームをつくり、互いに切磋琢磨することが大切です。これができなければ新しい研究を進めることはできません。いうなれば、自身の研究展望を考えることは研究を通して自身の仕事のやり方を考えることに他なりません。さまざまな人にアドバイスを貰いながら研究の将来について検討しておきましょう。

▶ 研究の一貫性を保つ

　　また、研究の将来展望を考えておくことは研究の継続性の観点からもとても大切です。研究はある特定のテーマについて一貫して行うことが望ましいと考えられます。もちろん複数のテーマについて研究をすることがいけないといっているわけではありません。しかし、あれもこれもということになるとどうしても十分な時間をかけて事前の調査を行うことができなくなります。結果として深みのない研究となり、より発展的な研究ができなくなっていきます（**図20**）。そうしたことを避けるためにも、研究の将来展望を考えながら、1つの研究テーマについて研究を進めることが大切です。そうすると必然的に研究の方向性に一貫性が出てきます。異なる研究デザインを用いるのか、測定内容を変えるのか、他のテーマとの融合を行うのか、将来的な方向性はいろいろとありますが、テーマが一貫していれば研究の継続性は維持されて研究に深みが出てきます。現在活躍されている先生方も大体において研

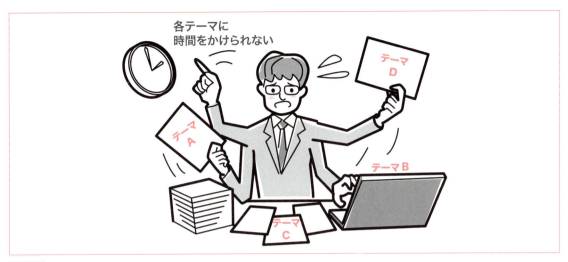

図20 複数のテーマをもつことで調査に十分な時間をかけられない

究のテーマは1つか2つです。研究の将来展望を考えることは研究の一貫性を保つためにも大切だと理解しておく必要があるでしょう。

POINT
・大きなテーマに取り組むためには自身の研究チームをつくること、もしくは研究チームに参加することが大切
・研究将来の展望を考えることは自身の研究に深みを与えてくれる

文献
1) Mathias S, et al：Arch Phys Med Rehabil, 67：387-389, 1986
2) Podsiadlo D, et al：J Am Geriatr Soc, 39：142-148, 1991
3) Shumway-Cook A, et al：Phys Ther, 80：896-903, 2000

4 研究成果期
研究成果をスライド・ポスターにまとめよう

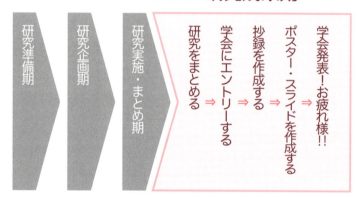

――研究成果期の流れ

研究成果期は、ついに**研究成果を世に公表する**という最終段階になります。準備期～まとめ期まで、長期間かけて行ってきた研究を文章にし、そしてスライド（ポスター）に整理することになります。他者にも十分に伝わる内容になるよう、何度も推敲を重ね、丁寧に仕上げてください。

1.研究をまとめる

研究目的や方法（対象者、測定方法、解析方法）に関する情報は、研究が開始した時点で確定していますので、**研究が終了するまでに整理しておきます**。これらは、研究を進めながら適宜整理しておくと、後での作業が減って進捗がスムーズになります。スライド、表などを有効に活用して整理しておきましょう。研究の測定が予定通り終了し、解析がおわったら結果を整理しましょう。はじめに行っておきたい

のは、対象者に関する情報を整理することです。結果の整理ですが、大きく分けて3つになります。

①対象者の特性に関する情報
②プライマリーアウトカムにおける解析結果
③セカンダリーアウトカムに関する解析や二次解析結果

①については、研究の対象者はどのような特徴をもっているのか、ということを示すために、年齢、性別、BMIなど臨床研究では必ずといっていいほど記載されている生物学的特性に加え、疾患に関する情報、さらには測定項目を含む研究目的に関連した変数を特性として示します。②は研究の一番中心になりますので、必要に応じて表やグラフを用いることをお勧めします。③はセカンダリーアウトカムを扱った解析結果や②の結果を補強するものがあてはまります。

これらに合わせて、潜在的な対象者のなかから、実際に測定を行った人が何人で、どの指標に欠損値があるのか、もしくは、解析の対象になった人数を解析ごとに確認し記録しておくとよいでしょう。これらの情報は、学会発表のときにも必要になりますので、しっかりと記録していつでも確認できるようにしてください。

POINT ・研究内容や研究結果の整理は、できることからコツコツとやる

2. 発表する学会を探す

▶ 研究への意見をもらうことが重要

発表する学会の選定はとても重要です。一般的には、全国規模の大きな学会や国際学会で発表することがステータスと思われるかもしれませんが、本当の最終ゴールはあくまで論文発表です。そのため、学会発表の位置づけとしては、多くの意見をもらうことで今後の参考にする、自身の研究をアピールするということになるかと思います。このような視点で学会を考えた場合、じつは規模の小さな学会・研究会の方が多くの意見をもらうことができ、自身のアピールに成功する可能性も高まることが多いのです。

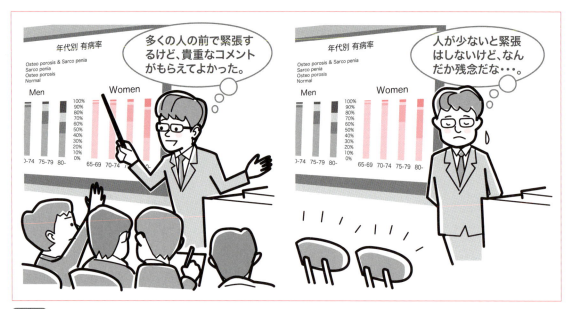

図1 聴衆が多いと多くの意見がもらえる

▶ 大きな学会と小さな学会・研究会

　　　　大きな学会の場合、何会場も同時進行でさまざまな演題発表、講演が行われており、当然ですが聴衆も各会場に分散することになります。もし、同じ時間帯に高名な先生の講演などが重なってしまうと、発表する会場にはほとんど聴衆がおらず、非常に寂しい思いをすることもしばしばです。その点、小さな学会・研究会では、会場も1つで行われることが多く、多くの聴衆が発表を聞いてくれることになります（図1）。しかも、たとえ小さな学会でも学会の理事・役員の先生方は高名な方ばかりですし、このような高名な先生方は、会を盛り上げるために積極的に質問もしてくれます。つまり、小さな学会・研究会では多くの貴重なコメントをもらえる可能性

学会発表時の質問

　学会発表に不慣れなときは、「こんな質問されたらどうしよう…」、「このことはきっと聞かれるから対策しておこう」など、質問された場合の心配をすることが多いと思います。ですが、実際の学会発表の際に、質問やコメントをいただけるというのはたいへんありがたいことで、あまり質問が出ないということもシバシバです。あえて、聴衆の興味を引くようなテーマにする必要はないとは思いますが、適切な研究デザインでわかりやすい発表を心掛けることで、質問・コメントもいただきやすくなると思います。私自身、質問がないという苦い経験を何度もしましたので、大学院生が学会発表した際には、「どんな質問をいただいた？」ということよりも、「何か質問あった？」とついつい聞いてしまいます。それほど、学会で質問・コメントをいただくというのは貴重なことと思います。

が高まるととともに、高名な先生に上手くアピールすることも可能なのです。

> 私自身、大きな学会で発表した際に、**聴衆も少なく、質問も全くないという寂しい経験を何度もしました**。一方、小さな学会で、多くの高名な先生方に多くの貴重なコメントをいただく経験も何度もさせていただきました（もちろん、大きな学会でも多くの有意義な質問やコメントをいただけることもあります）。当時の私がそうであったように、学会発表をゴールと捉えるのであれば、どのような学会でもよいかもしれませんが、せっかくなら次につながる発表になる方がよいですよね。大小かかわらず、自身に合った学会でアピールするようにしましょう（山田）。

▶ 自身に合った学会を探そう

日本、世界にはさまざまな学会があります。医学系だけに絞っても相当数です。以下に示すようなサイトは、学会情報がまとめてあります。地方会レベルの細かな情報までは掲載されていないですが、学会選びの参考になりますので、時間があるときに検索してみてはいかがでしょうか。このようなサイトからターゲットとする学会を決めるのも1つの方法です。理学療法や作業療法といった職能団体が開催するような学会だけでなく、テーマがマッチしていれば医師や体育系、心理系の研究者が集うような学会に参加することで、日常とは異なるさまざまな視点からコメントがもらえることもあります。

- **日経メディカル 学会カレンダー**
  http://medical.nikkeibp.co.jp/inc/all/gakkai/
- **UMIN 学会情報**
  http://www.umin.ac.jp/ac/shukai.htm

あらかじめターゲットとしている学会で発表するために、いくつか気をつけなければならないことがあります。まず、その学会が扱っている分野と自分が実施した研究がマッチしているかということです。例えば、呼吸・循環器系の学会に出す場合は、対象者が呼吸・循環器系の疾患を有している、もしくは研究で扱う指標に呼

吸・循環器系の評価項目があるほうが適しているでしょう。逆に、これらに該当するものが一切含まれていない研究（例えば膝ＯＡによる痛みの研究など）はマッチしているとはいいがたいです。最初のうちは扱う分野が広いセラピストやリハビリテーション分野の全国学会や地区学会などを狙うのも1つですし、実際に足を運んでみて発表したいと思う学会に出すのもよいでしょう。

> **POINT** 学会の規模に関係なく、自身のテーマに見合った学会で発表する

3. 学会にエントリーする

▶ エントリーに必要な情報

多くの学会では発表の登録時に以下の情報が必要です。

- 発表者と共同演者（所属、表記順、発表する人）
- 倫理委員会ならびに利益相反（conflicts of interest：COI）
- 抄録（作成ルールは学会によってさまざま）
- 発表形式・分野を選択

▶ 発表者の条件

発表者については研究への寄与が大きい者を登録する必要があります。では、どの先生まで共同演者として登録する必要があるのでしょうか？多くの医学系研究雑誌が遵守しているガイドラインの1つにInternational Committee of Medical Journal Editors（ICMJE）[1]が作成しているものがあります。それに準じた日本医学会のガイドラインによると、研究の著者になり得る要件は以下の通りです。

> 著者要件（文献2より引用）
> - 研究の構想もしくはデザインについて、または研究データの入手、分析、もしくは解釈について実質的な貢献をする。
> - 原稿の起草または重要な知的内容にかかわる批判的な推敲に関与する。
> - 出版原稿の最終承認をする。
> - 研究のいかなる部分についても、正確性あるいは公正性に関する疑問が適切に調査され、解決されるようにし、研究のすべての側面について説明責任があることに同意する。

これらの4つの事項を満たしてはじめて著者になり得るとされていますので、各

項目について参考にしてください。ここでは医学雑誌の著者となっていますが、学会の発表者も同様と考えてください。著者要件を満たさないが多大な協力を得た場合（測定スタッフや行政機関など）は謝辞でふれましょう。

▶ 倫理委員会と利益相反

　倫理委員会や利益相反については、問われる事項としては倫理委員会の承認を得ているかということ（承認番号も聞かれる場合がある）やCOI[※1]の有無についてです。COIがある場合には、具体的な内容を開示する必要がある場合もあります。これらも登録までに確認しておきましょう（倫理委員会については第2章12を参照）。

学会の締め切りばかり気にしない

　一般的に学会とよばれるのは、第○○回○○○学会学術集会の略称になります。そして、この学術集会で研究成果を発表するためには、学術集会が開催される6カ月前や3カ月前までに演題を登録し、査読者による審査を経て採択される必要があります。最近では、登録演題数が増えたことで採択の難易度がやや難しくなっている傾向にあります。「学会の締め切りに間にあうように研究を行う」ということは非常に大切です。ですが、研究の第一歩をふみ出そうとしている読者には、締め切りばかり気にして研究するというのはオススメできません。まずは、あまり期限を設けず、思う存分、やりたい研究をやりきるということを意識してください。

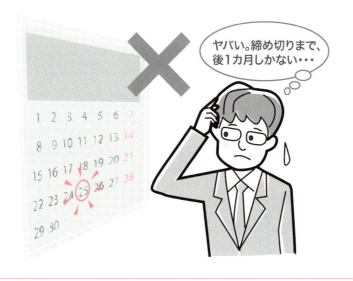

[※1] 利益相反（conflicts of interest：COI）：厚生労働省の指針によると以下のように記されています。「COIとは、具体的には、外部との経済的な利益関係等によって、公的研究で必要とされる公正かつ適正な判断が損なわれる、または損なわれるのではないかと第三者から懸念が表明されかねない事態をいう」。つまり、研究実施に影響が出る可能性のある利益関係がある場合には明示しなければならず、論文執筆の場合には必須項目になっています。学会発表の際にもスライドで表示しなければならないルールにしている学会もあります。

▶ 発表形式・分野の選択

抄録の作成については 4 で詳しく述べたいと思います。発表形式・分野の選択についてですが、発表形式は**口述発表**と**ポスター発表**の2つが用意されていることがほとんどです。基本的には自身の判断に基づいた選択になりますが、登録演題数が多い学会では口述発表で希望したがポスター発表になった、というようなことがしばしばあります。一般に、**口述発表はスライドなどを用いたプレゼンテーションを行う形式**で発表に5〜10分、質疑応答に3〜5分割りあてられることが一般的です。一方、**ポスター発表は自由質問形式や発表形式**があり、自由質問形式はいろいろな参加者と自由に質疑や交流ができるところは魅力的でもあります（**図2**）。

> 学会発表にエントリーする方法として、基本的にはインターネットを使用します。ひと昔前の話なので最近はあまり聞きませんが、締め切りの直前になるとサイトにアクセスが集中しサーバーへの負荷が高くなり、登録がスムーズにいかなかったり、エラーが出たりして、とても心臓に悪い思いをしたことがあります。最悪の場合、登録できないこともあります。アカウントの作成や抄録以外の情報入力は先に作業できることが多いので、事前に作業できるものから随時準備を進めるとよいでしょう（土井）。

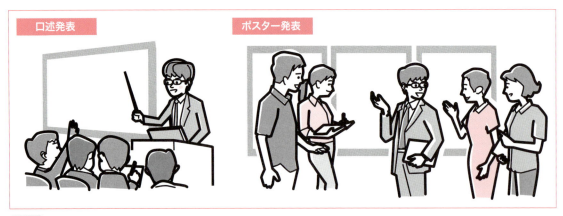

図2 口述発表とポスター発表

> **POINT**
> ・学会発表の登録に必要な情報は、事前に整理する
> ・発表形式を決めたら必要な準備を適宜行う

4. 抄録を作成する

▶ 基本的な構成

いろいろな学会や論文の抄録を読んでみると形式的には2種類あることがわかると思います。雑誌や学会が形式・項目の指定を行う場合と、そうでない場合の2通りです。しかし、いずれの場合であっても、話の流れは基本的に同じようになり、それを構造化したものに **IMRAD** とよばれるものがあります。IMRADとは、Introduction（背景）、Methods（方法）、Results（結果）and Discussion（考察）の頭文字をつなげたもので、抄録に必要な項目になります。まずは最低限書かなければいけないことを、箇条書きでもいいので各項目ごとに書き、文章としてつなげると作成しやすいです。また、字数の許す限り情報を追加し、何回も推敲を重ね、内容を確認するとよいでしょう。**図3** に抄録の例を示します（巻末付録も参照）。それでは1つずつみていきましょう。また、介入研究の場合は、記載項目が若干異なるので注意しましょう。

▶ IMRADの内容

Introduction（背景）

研究の目的を述べる箇所です。文字数制限に余裕がある場合には、同じ研究分野での問題点や明らかになっていないことをあわせて書きます。一般的な文字数の場合には1～3文であることが多いです。「はじめに」、「目的」もこの背景にあたります。

Methods（方法）

研究デザインやセッティング（フィールドの説明）を明記します。研究デザインは実施したデザインをそのまま書くので、横断研究、コホート研究などあてはまるものを書きます。セッティングについては、どのような場所・属性の、対象者なのかということがわかるように実施場所を明記します（地域において、病院にてなど）。あわせて対象者の情報は必須なので、少なくとも人数は絶対に書きましょう。さらに、アウトカム（測定項目）について記載します。詳細な測定方法は文字数制限に

【演題名】半側空間無視が脳卒中患者の歩行自立度に与える影響 ← タイトルで研究内容がイメージできるか？

研究太郎（研究病院）

【キーワード】
脳卒中，歩行，半側空間無視 ← キーワードは研究の要点を捉えているか？

【はじめに】半側空間無視（Unilateral Spatial Neglect；以下USN）は右大脳半球損傷で最も頻繁に出現する高次脳機能障害であり，左側空間の見落としなどを生じる．そのため，脳卒中患者の自立歩行の獲得に影響を与える可能性がある．しかし，これまでUSNが脳卒中患者の歩行自立度に与える影響を調査した報告は少なく，統一された見解は得られていない． ← 本研究の意義、新規性などの背景が端的に述べられているか？

【目的】半側空間無視が脳卒中患者の歩行自立度に与える影響を明らかにすることとした． ← 目的は明確に述べられているか？

【方法】デザインは前向きコホート研究とした．対象は2014年4月から2016年3月までに当院回復期リハビリテーション病棟を退院した脳卒中患者82例とした（平均年齢65.9±12.4歳，男性69.9%）．包含基準は，損傷部位が一側の右大脳半球に限局していた者，入棟時に病棟内歩行が自立していなかった者とした．除外基準は，入棟中に脳卒中の再発や合併症の増悪を生じた者，重度の認知機能障害や意識障害の影響により各種検査の実施が困難であった者とした．調査項目は，入棟時のUSNの有無，年齢，性別，下肢Brunnstrom Recovery Stage（以下BRS），Trunk Control Test（以下TCT），Berg Balance Scale（以下BBS），Mini-Mental State Examination（以下MMSE），それに退院時の歩行自立度とした．USNの評価には，日本語版Behavioural Inattention Testの通常検査を用い，131点以下をUSNありと定義した．歩行自立度の評価には，Functional Independence Measureの歩行項目を用い，6点以上を歩行自立と定義した．統計解析では，従属変数に退院時の歩行自立度を，独立変数にUSNの有無を投入してロジスティック回帰分析（強制投入法）を行った．なお，ロジスティック回帰分析を行う上で，Model 1：年齢，性別を調整因子として投入，Model 2：Model 1にBRS，TCT，BBSを調整因子として投入，Model 3：Model 2に加え，MMSEを調整因子として投入し，段階的に影響力を検証した． ← 研究デザインを明記。／どのような方が対象者となったのかを明確に記載しておく。／測定項目は適切に記載されているか？／主要な項目に関しては少し丁寧に記載しておくとよい。／統計解析の記載は妥当か？イメージしやすいような記載になっているか？

【結果】退院時に歩行自立に至ったのは60名（73.2%）であり，このうちUSN有で25名（65.7%），USN無で35名（79.5%）であった（P<0.005）．ロジスティック回帰分析の結果，年齢と性別で調整したModel1におけるUSNのオッズ比（95%信頼，P値）は0.45（0.20-0.70，P<0.01）であった．Model1に加えBRS，TCT，BBSで調整したModel2では0.52（0.35-0.77，P<0.05）であった．Model2に加えMMSEで調整したModel3では0.78（0.50-1.05，P=0.07）であり，有意差は認められなかった． ← まずは主要な結果（歩行自立の割合）をまとめる。抄録にはそれほど細かな情報は不要。／メインとなる分析結果は少し丁寧に記載。

【結論】年齢や運動機能に加えて基盤的な認知機能の影響を加味した場合，USNの有無が歩行自立度に与える影響は少ない可能性が示された． ← 結論は端的に記載されているか。強調したい内容が適切に記載されているか。誇張されていないか？

図3 抄録の例、注意点
すべて架空の内容。

照らし合わせて可能な範囲で詳しく書きましょう。さらに、近年では倫理やCOIに関する記載を求められることがあり、抄録内での記載であれば方法の欄に、別途に記載をする場合はその指示に従います。

　介入研究の場合は、前述に加え、割付の方法（ランダム化なのかそうでないのか）、各群の人数（割付時の人数）、介入内容（介入群、対照群）などについて記載する必要があります。

Results（結果）

　対象者の特性については必須ではなく生物学的特性や医学情報で記載した方がよい場合に書きます。とはいえ平均年齢や性別の割合は必ずといっていいほど記載されています（方法のところで記載することもあります）。得られた結果のなかで、発表したい結果は必ず記載します。ただし、文字数制限などで、すべての結果を記載できない場合は、優先順位をつけて研究内容を伝えられるのに必要な結果を順に記載しましょう。

Discussion（考察）

　場合によっては「Conclusion（結論）」と指定される場合もあります。ここでは、研究から得られた結果をもとにいえることを記載します。一般的な文字数の場合には1〜3文であることが多いため、いいたいことを厳選します。臨床研究の場合には、臨床的意義を書くとよいでしょう。

　学会に演題登録を行う場合、作成した抄録を事前に共同研究者や指導者に内容を確認していただき、必要に応じてご指導いただくことをお願いすると思います。そのときに気をつけなければいけないのは、スケジュールに余裕をもって確認していただくことです。ご指導いただく先生にとってみれば、登録締め切りの前の日に確認をお願いされても困りますし、休日に「明日お返事ください」と返事の期日を指定されてもたいへん困るはずです。このような依頼のしかたは、ご指導をいただく者としてはいささか失礼にあたりますので、マナーの1つだと思ってスケジューリングには余裕をもちましょう。学生の頃、研究室内で指導教員からスケジューリングの失敗により大きな雷を貰っている人がちらほらいました。とはいえ、私を含め多くの研究者は締め切り間際になると休日返上になることが多いのも事実です…（土井）。

> **POINT**
> ・まずは必要最低限書かなければいけないことを、箇条書きでもいいので各項目ごとに書き、文章としてつなげていく
> ・字数の許す限り情報を追加する
> ・何回も推敲を重ね、誤字脱字がないか、日本語がおかしくないかを確認する

5. ポスターを作成する

▶ ポスターの大きさ

そもそもポスターをつくるには、どんなツールを用いてどうやってつくるのがよいでしょうか？ 多くのポスターは、A0サイズ（横：841 mm×縦：1,189 mm）前後のもので設定されています。例えば、第51回日本理学療法学術大会では、900 mm（横）×1,600 mm（縦）の大きさ以内で掲示するようにとされています。大きさについては、規定内に収まればいいので、規定のサイズよりも少し余裕をもって一回り小さいくらいのサイズをお勧めします。というのも、大きすぎると掲示の際に苦労したり、国内ではあまりないですが海外での発表だと掲示板の大きさが規定より小さい場合があり掲示に苦労するということがまれにあります。

1枚刷り

さて、本題に移りますが、どうやってポスターをつくるのかについては印刷の方法によって異なってきます。A0サイズを印刷できるようなプリンターを使える環境であれば、パワーポイントなどのソフトで「1枚もの」のファイルをつくる、もしくは、作成したい大きさと縦横比を合わせた書式でPDFファイルを作成し、印刷を行うのがよいでしょう（**図4**）。もし、身近にそのような印刷機がなくても、近年では業者にデータを渡して印刷してくれるサービスが非常に増えています。金銭面に余裕があればそのようなサービスを使うのもよいでしょう。なかには、印刷だけでなく完成品を発表会場にまで届けてくれるサービスを提供している業者もあります。

スライドの印刷

1枚ものをつくらない場合には、スライド作成と同様に発表資料をつくり、そのデータをA4やB4の紙で印刷するという方法もあります（**図5**）。しかし、この場合、当然掲示する枚数が多くなるため、掲示だけでも結構な手間になりみた目もそれなりになってしまいます。ですから、もし環境や経済的に問題なければ1枚刷りにチャレンジしてみましょう。

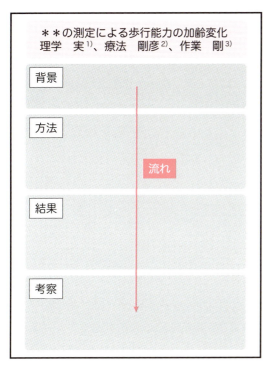 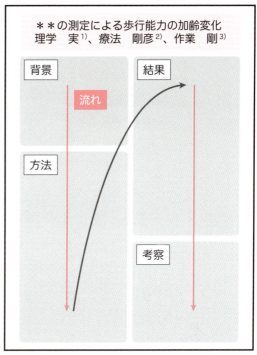

図4 ポスター内の話の流れの例（1枚もの）

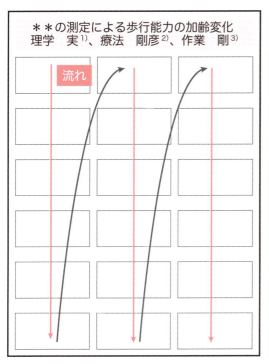 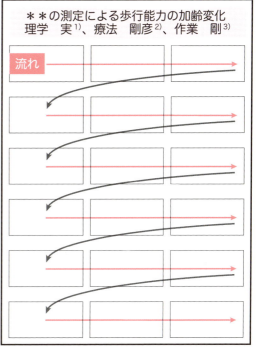

図5 ポスター内の話の流れの例（スライド方式）

> 最初の頃は、スライドで資料を作成しB4やA3の紙で印刷していました。一枚刷りを行うようになって困ったことといえば、印刷後に余白を切りとることです。特に不織布（折り畳みができる素材）で印刷した場合には、切り方を失敗すると切り口がガタガタになり見た目がかなり残念なことになります。私のように不器用な人は、器用な人にお願いすることを強くお勧めします。（土井）。

▶ ポスターに記載する内容

それでは、具体的なつくり方に移っていきましょう。まず、ポスターに必ず記載しなければならないのは**演題名**と**発表者名・所属**です。基本的にはポスターの一番上部に明示します（顔写真を求められることもあります）。ポスターの内容は、抄録の流れに沿って（背景→方法→結果→考察）作成するのが基本的です。ポスターのなかでの流れのつくり方はいろいろで、**図4、5**のようにいくつか種類があります。**自分の好みも大事ですが、みる人がみやすいと思えるものを優先してつくりましょう。**

図6では、一般的な形式を例として提示していますので、照らし合わせながら順に流れをみていきましょう（ポスターの例は巻末付録参照）。

背景

背景の部分で一番伝えなければならないのは研究目的ですので、**研究目的は少しアクセントがつくように修飾や色などを工夫してみましょう**。また、研究の背景を模式化したイメージ図のようなものをつくれるとなおよいでしょう。ポスターで大事なのは、視覚でのわかりやすさで、スライドと違って1枚にすべての情報を記載しなければなりません。そのため、抄録を構成している各セクションごとでのわかりやすさが人の目をひきつけるポイントになります。

方法

方法の部分では、大きく分けて対象者に関する部分と測定項目の部分、統計解析の部分にわかれます。対象者の部分は、できるだけ詳細な情報を記載しましょう。測定項目については、一般的なものは図にしなくても伝わりますが、多くの場合そうではありません。**他者にとってなじみのない測定である場合は、できるだけ図を用いて説明しましょう**。質問紙を用いた調査であればその原文を載せたり、機器を用いた測定であれば機器や測定の様子と得られるデータをあわせて図示するとよいで

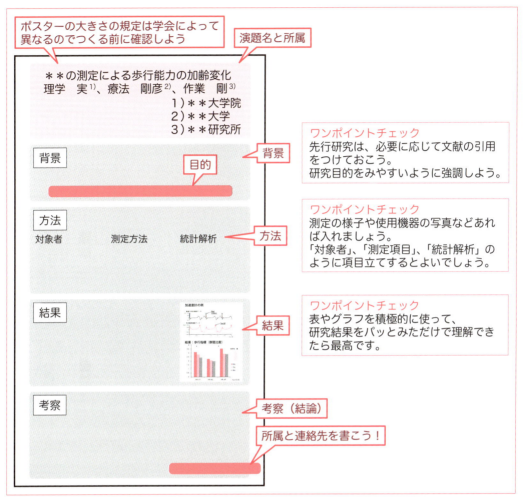

図6 ポスターの記載例と気をつけるべきポイント

しょう。統計解析については、解析の種類に加え、「測定項目で説明したどのアウトカムに対してどの解析を行うのか？」、「従属変数・独立変数に用いるアウトカムはどれか？」という点をわかりやすく伝えましょう。

結果

結果の部分については、なるべく表とグラフでわかりやすく伝えることを心がけましょう。表やグラフは3〜4点程度に厳選しておくとよいです。また、値自体が議論の対象になることも非常に多いので、グラフだけでなく数値もしっかりわかるようにしておきましょう。**論文でもそうですが結果の表やグラフは最も注目を浴びる箇所といっても過言ではありません。そのため、十分に時間をかけてわかりやすく、みやすいものを作成しましょう。**

考察

　考察の部分は、「結果からどういったことがいえるのか」、「他の先行研究と比べた議論」、「なぜこのような結果が得られたのか」、「研究の限界点と今後の展望」を主に記載します。1つ気をつけなければならないのは、**結果の解釈が飛躍しすぎること（例えば、横断研究なのに因果関係に言及する）は、基本的にNGです**。もし、内容が飛躍するけれどどうしてもいいたいことがあれば、限界点と今後の展望にそって記載するのがよいでしょう。

▶ 配色・フォント

　ポスターをつくる際に内容以外に気をつけなければならないことが、いくつかあります。1つは配色です。ポスター会場に入るとたくさんのポスターが並ぶので、目立つ色（明るい色や濃い色）を使うのも手ではあります。

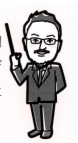

> 私の経験上、ポスター発表がはじめての場合や研究を開始して間もない経験が少ないような状況では、奇をてらう配色にチャレンジすると、たいてい失敗します（今までだいぶ失敗しました…）（土井）。

　失敗も勉強のうちですが、無難に作成したい場合は背景を白で、全般的な文字は黒、アクセントの色を1、2種類決めておきましょう。一見地味にみえそうですが、図がみやすいという利点もあり、迷ったらシンプルな配色を心がけましょう。逆に、修飾を増やしすぎたり目立つようにつくると、逆にみづらいものに仕上がったりするので、一度つくったら必ず他の人にみてもらいましょう。

　次にフォントについてです。多くの場合、自分のポスターをみてもらう際は掲示板の目の前でみてもらいます。そのため、そこまで大きくする必要はありませんが、参加者が多い場合や、1人ずつ発表する形式であれば、ポスターから離れた位置からみることになります。これらのことを考慮してフォントの大きさを選択しましょう。**見出しや、本文などの大きさは各セクション通じて統一**しておくと、よりみやすくなります。

6. スライドを作成する

▶ スライドに記載する内容

1枚のスライドに詰め込みすぎない

　内容のつくり方についてですが、ポスターのときと同様に抄録の流れに沿って（背景→方法→結果→考察）作成していきます（スライドの例は巻末付録参照）。一般的な話ですが、なれない頃は1枚のスライドに対したくさんの情報を記載し、修飾やアニメーションをふんだんに盛り込んでしまいがちです。しかし、聴衆が1枚のスライドを説明を聞きながらみて得られる情報というのは、じつは非常に限られています。ですので、1つのスライドに1つ2つのメッセージが伝わればいい方だと思ってつくっていきましょう。

わかりやすさにも配慮する

　発表の時間はおおむね5〜10分、質疑の時間は3〜5分くらいであることが多いです。スライド1枚につき少なくとも1分は要することを参考に枚数を決めましょう。聴衆にはいろいろな人がいますので、領域は同じでも自分の専門分野について全員が十分な知識を備えているわけではありません。ですから、スライドをつくるときはみやすさに加えてわかりやすさに十分に気を配りながらつくっていきましょう。しかし、最初からスマートな内容でつくり上げていくことは難しいので、まずは自分で必要だと思う情報や伝えたい情報を整理して、どのスライドで何をいうかアウトライン（全体像）をつくってみましょう（**図7**）。

背景

　背景の部分は、聴衆に自分の研究に対して興味をもってもらうところなので、いわゆる「つかみ」になります。多くの人にわかってほしい気持ちが先行すると、と

まずはアウトラインの作成をしてみましょう！

背景1 対象にする疾患や症状などの解説	背景2 先行研究での課題や比較	背景3 本研究の必要性や目的	方法1 対象者やフィールドの説明	方法2 測定項目の説明	方法3 統計解析
結果1 対象者の特性	結果2 結果	結果3 結果	考察1 結果の解釈や考察	考察2 臨床的意義	

図7　スライドのアウトラインの例

んでもなく情報が多くなってしまいます。背景の部分は特に情報が多くなりがちなので、肝に銘じておきましょう。記載するべき内容は、研究分野の紹介や先行研究との比較をして「**何がどこまでわかっていて、どこからがわかっていないのか**」ということを明確にする必要があります。最初から完璧なものを仕上げるのではなく、必要だと思う情報を整理し、いったん作成してから、不必要だと思う部分を削除していきましょう。

　参加する学会や分野にもよりますが、例えば、高齢者の研究がたくさん発表されている学会では、それなりに高齢者に興味がある、もしくは高齢者に関する知識がある人が聴衆である可能性が非常に高いです。その場合に、「日本の高齢化率は上昇している」などのメッセージは必要ないと考えられます。また、専門的な知識をみんなに知ってもらいたいという気持ちが大きくなり、背景が詳しすぎる場合もよくあります。背景は、あくまで「つかみ」ですし、**一番伝えなければならないのは研究目的なので、**目的を伝えるために情報を選りすぐり、また専門的過ぎる説明はなるべくわかりやすくするように心がけましょう。

方法

　方法においては、ポスターを作成するときと同様に、少なくとも「対象者」、「測定方法」、「統計」に関する情報は明示するようにしましょう。対象者については、どのような集団から募集して、何人が参加したのかということに関する情報が必要になります。さらに、測定方法は基本的には聴衆にとって一般的でないことが多いです。できるだけわかりやすく丁寧に説明をしましょう。測定風景や使用した機器の図や写真があると理解してもらいやすくなります。また、どの指標がメインアウトカムなのかを測定方法を説明しながら理解できるようなスライドだと、なおよしです。

　統計については、実際に使用した統計の種類と使用したアウトカムをわかるようにしましょう。ポスターのときと同様に重要になるのは、**測定項目で説明したどのアウトカムに対してどの解析を行うのか？**、**従属変数・独立変数に用いるアウトカムはどれか？**という点になるので、スライド作成の際もこれらの点に気をつけてましょう。

結果

　結果の部分については、基本的に表とグラフで表現します。グラフをつくるときに、**値が大きいほどポジティブなことを意味するのかネガティブなことを示すのかわかるように注釈を入れたり、**この結果から**どういったことがわかるのかというこ**

とを日本語で説明したものをオブジェクトとして重ねると効果的です。これらの説明は発表者自身にとっては当たり前のことなので省略しがちですが、自分の専門分野外の聴衆がみてもわかるようなスライドづくりを心がけましょう。

考察

考察の部分は、基本的にはポスター作成のときと同様ですが、**考察を整理した概念図などを用いて模式図をつくる**と、いいたいことが視覚的にうったえられてよいでしょう。最後のページに整理やまとめを作成し研究全体をふりかえる場合もありますが、発表時間にもよるので、時間の余裕にあわせて作成するとよいでしょう。

▶ みやすい配色

ここで述べるのは、よくある例での話なので、あくまでも参考にしてもらって、最終的には自分の好みと「みやすさ」で決めるとよいでしょう。

配色についてはいろいろな考えがあり、人によっては「絶対この色じゃないとだめだ」という人がいます。しかし、われわれは色彩の学問に精通しているわけではないので、最終的にみやすければ何色でもいいと思います。とはいっても、何でもいいのか、というわけではないので目安だけでもお伝えしたいと思います。

メインとなる3色

まず、色には、色自体の色相・コントラスト（明暗）・彩度（鮮やかさ）があり、パワーポイントの色変更を行うツールボックスを使えばこれらを調整できるようになっています。これらがなぜ大事なのかというと、スライドをつくるときは、これらの要素を踏まえたうえで、ベースカラー、メインカラー、アクセントカラーを決めておくと統一感があってみやすくできます。さらに、この3色の濃淡を使い分ければ、メリハリの効いたスライドになるでしょう。3色だけしか使ってはいけないというわけではないですが、あまりにもいろいろな色が出てくると注意がそれて、どの部分が大事なのかがわかりにくくなります。身近なものでも参考になるものはたくさんあって、電車のつり革広告、缶ジュース、HPなどで比較的シンプルなデザインのものは、この3つくらいの配色でつくられていることが多いです。気に入ったものや、みやすいなと思ったものは覚えておくと役立つかもしれません。

ベースカラー

一般的には、背景を白、文字を黒という組合わせをベースカラーにします。もちろん、他の色の組合わせでもOKで、黒や青などを使う場合もあります。しかしなれないうちは背景を白、文字を黒の組合わせでつくるのがつくりやすいいと思います。

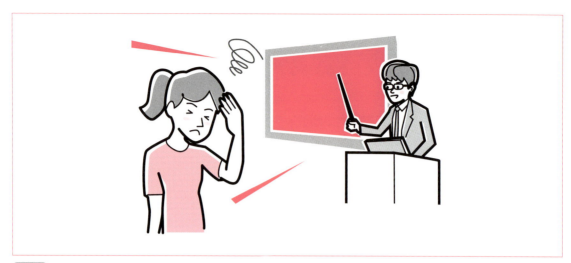

図8 ベースカラーは発光が強くない色を選ぼう

　少し話はそれますが、背景には発光が強くない色（みたときにウッてならないような色）が適しているといわれています（図8）。

メインカラーとアクセントカラー

　メインカラーは見出しなど強調したいもの全般に用い、さらに強調させたい場合（とても重要な箇所）にはアクセントカラーを用います。一般には色相が離れた色（真逆の色）の組合わせが、それぞれの色を際立たせるのによいとされています。色層環をみるとわかりやすいですが、例えば青と橙色の組合わせなどが該当します[3]。また、介入研究や比較研究で対象者がグループ分けされる場合には、コントロール群についての部分で強調したい色と、他の群についての部分で強調したい色をスライド内で統一しておくとよいでしょう。しかし、これらはあくまで目安ですので参考程度だと思っていてください。

▶ フォントの大きさ、字体

　フォントの大きさについては、諸説ありますが少なくとも18pt以上がみやすいでしょう。タイトルなどは24pt以上でもよいでしょう。字体についても好みがわかれるところですが、1つ気をつけなければいけないのは、あまり一般的でない字体を使ってスライドを作成するのはおすすめしません。そのような字体はいざ発表の際に主催者が用意しているパソコンでスライドを映すと文字化けすることがあるので、なるべく一般的な字体のなかから選びましょう。最近では、事前に映り具合を確認できることが多いので、万が一の場合にはそのときに修正するとよいです。ここで

何より大事なのは聴衆がみやすいと思えるかどうかですので、何度も試しにつくって改訂するのがよいでしょう。

しかし、字の大きさに限ったことですが、実際の映り具合は当日の会場の大きさとスクリーンの大きさにかなり左右されます。もし、スクリーンが小さめで会場が大きい場合は、少しフォントが大きい方がみやすかったりします。逆にスクリーンが大きいと、フォントが小さくても問題ない場合もあります。いずれにせよ、小さくてみえないよりは、まずはみえるということが大事なので迷ったら大きめの大きさを選びましょう。

> **POINT**
> - ポスター、スライドのどちらも抄録の流れに沿って、研究の流れを意識しながら作成する
> - ポスター、スライドのどちらもみやすさが１番大事なので、図や写真を効果的に使用し、作成段階でいろいろな人にみてもらい、分かりにくいところを修正する
> - スライドは、聴衆が理解できるように１枚のスライドで伝える情報を厳選する

7. 学会発表に臨もう！

▶ 本番前に多くの意見をもらう

ポスターやスライドの作成がある程度進んだら、できるだけ多くの人に発表を聞いてもらいましょう。このときに、自分の扱っている研究と異なる分野の人にも聞いてもらってください。普段、ゼミや研究室などで発表をしていると、聞いている人が固定化され説明がわかりにくくても通じてしまうことがよくあります。ですから、異なる分野や普段研究の話をしていない人に聞いてもらいましょう。

本番前には複数名に協力してもらい「予演会」といって本番さながらに座長を用意し、時間は厳密に計測し、質疑応答も時間通りに行う、予行演習のようなものは必ず行った方がよいです（図9）。指定された時間が経過後に、わかりにくい場所や説明についてできるだけ多く指摘を受けることで、よりよい発表ができるようになります。予行演習は発表資料を作成していく過程では非常に重要なイベントといえます。

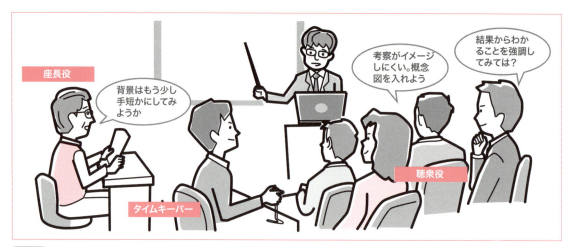

図9 学会前に予演会を行おう

▶ 発表はゆっくりと丁寧に

　　　　発表当日ですが、ポスター発表や口述発表のどちらであっても座長を行う人がいますので、はじまる前とおわった後に挨拶をしましょう。原稿については、基本的には用意しなくても発表できるのが一番よいです。最初は、原稿を用意して内容そのものを覚えるのではなく、**最低限話さなければならないことをしっかり頭に叩き込んで本番に臨むとよいでしょう**。必ず、最初は緊張します。原稿があるからといって緊張しないわけではなく、逆に読む場所がわからなくなったりして混乱したりもします。ですから、できるだけゆっくり、丁寧に説明するように心がけましょう。どんなに、そのように心がけても本番緊張して話すのが早くなってしまったり、スライド操作を誤ったりしますが、それも経験の1つなので楽しむくらいの余裕をもちましょう。少し慣れてきたら、発表中に画面ばかりみず聴衆の顔やリアクションをみながら説明できるとなおよいです。

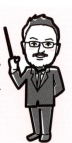

> 　　　ゆっくり、丁寧に、緊張せずというのは簡単ですが、私もこれまでに発表を行ってきて、今でも緊張します。特に気をつけなければいけないのは、力が入れば入るほど早口になってしまい、聞き手が理解しづらい発表になりますので、平常心を保つことを心がけましょう（土井）。

▶ 残り時間にも気を配る

　　配分時間については口述発表だと5〜10分のものが一般的で、原則超過のないようにしましょう。最近の発表会場では手元に時間表示されるものが設置されていることが多いので、節目節目で気にかけましょう。明らかに超過しそうな場合は、途中で説明を減らしたりすることが必要になります。そういう場合に、1枚のスライドに情報量が多すぎると説明を減らしにくくなるので、やはり1枚のスライドにこめる情報量は必要最低限にしておきましょう。時間超過した場合に、変わらぬ調子で発表を続け大幅に時間超過する人がたまにいますが、これは絶対に避けた方がよいです。印象がよくないですし、運営の方々にも迷惑がかかるので、くれぐれも気をつけましょう。

▶ 質疑応答はメモをとる

　　発表が終了したら、質疑応答の時間が数分間設けられています。いろいろな質問がありますが、発表で聞き漏らしたことや確認の質問、発表していない解析についてなどの追加情報についての質問、さらには考察に関する議論の要素が強い質問などさまざまです。研究のデータに関する補足できる情報などあれば、事前に準備しておきましょう。また、質問をすべて記憶できる自信があれば別ですが、当日は緊張のせいもあって答えている途中で他の質問を忘れたりします。そうならないように、しっかりメモをとるようにしましょう。どうしても思い出せない場合は、先に聞き直すのがいいと思います。質問者も、質問と違うことを答えられるよりは、聞き直してもらった方が好印象を抱くでしょう。

▶ 発表がおわったら交流しよう

　　発表のセッションが終了したら、同じセッションの発表者や質問していただいた人と交流するとよいでしょう。同じセッションの発表者、聴衆であれば、研究内容が近い場合が多いですので、研究を今後進めていくうえで欠かせない協力者になったりもします（**図10**）。発表会場に知り合いや同僚がいたら、セッション終了後に積極的なダメ出しをしてもらいましょう。時間がたってからでは自分も忘れてしまうので、できるだけ発表直後が望ましいです。どんな人でも完璧な発表をできる人はいませんので、他者からの指摘というのはいつでも参考になります。反省点を生かして次回の発表につなげましょう。

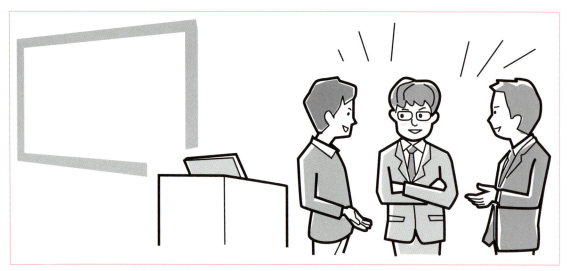

図10 発表後は発表者や聴衆と交流しよう

> **POINT**
> ・練習には十分な時間を割き、いろいろな人の意見を聞き、改善すべき点はとり入れる
> ・本番は、平常心を保ち時間をしっかり守って発表を楽しむ
> ・質疑応答などをきっかけに研究の輪を広げる

文献
1) http://www.icmje.org/
2)「医学雑誌編集ガイドライン」(日本医学雑誌編集者会議), 2015 (http://jams.med.or.jp/guideline/jamje_201503.pdf)
3) http://zokeifile.musabi.ac.jp/wpwp/wp-content/uploads/2014/08/059_hue-circle.pdf

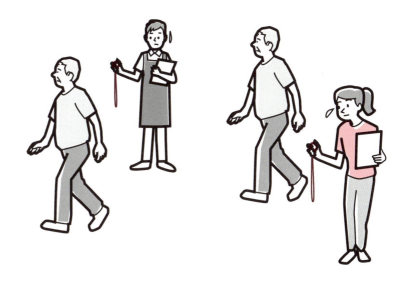

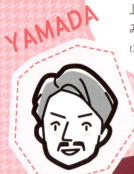

ここまで読まれたなかで、研究（学会発表）に対して前向きになれたでしょうか。もしかすると、逆に「思っていた以上にたいへんそうだ」と感じた方もいるかもしれません。ですが、一歩踏み出すことが何より大切です。同僚や先輩、上司の方々にさまざまな相談をしながら、本書とともに「はじめの一歩」を踏み出してみませんか？きっと、研究に対する印象が今までとは異なったものに感じるはずです（山田）。

本書を読み終えたみなさんへ

　研究と聞くと、とてつもなくたいへんな作業が待ち構えているように思われがちですが、適切な方法と手順を知り一通り行ってみると印象が変わると思います。そのためにも、まずは学会で発表することを目標に最後までやり遂げるということが重要になりますので、本書が少しでもみなさまのお役にたてばと切に願います。研究を行うということは、共同研究者や対象者をはじめ多くの人とのつながりによって成り立っています。そのことを忘れずに感謝の気持ちを常にもちながら、楽しんで取り組んでもらえたら、きっとうまくいくことでしょう（土井）。

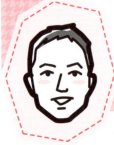

　研究は一過性に終わるものではなく、少しずつ形を変えながら長期に渡って行うべきものです。長期的なスパンで自身の研究テーマをどうするのか、共同研究者とともに考え、内容を深めて行くことが大切です。研究を進めながら、漠然としたものでも構わないので、次の研究の形を考えておくようにしましょう（浅井）。

巻末付録

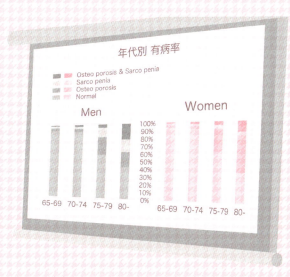
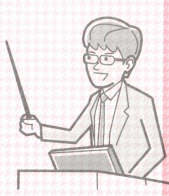

※記載されている研究テーマ、データはすべて架空のものです。

1. 研究計画書の例

研究計画書
「大腿骨頸部骨折後患者における生きがいの有無が生命予後に与える影響」

研究太郎（研究病院）

1. 背景

　高齢者における骨折は年齢と共に増加し[1]，死亡リスクを増大させる要因となっている[2]．特に，大腿骨頸部骨折においてその傾向は顕著であり，わが国における大腿骨頸部骨折術後1年の死亡率は10～15%と報告されている[3,4,5]．これまでに実施された研究の中で，大腿骨頸部骨折後の生命予後に関連する因子としては心合併症，認知症，年齢，入院期間，手術待機時間などが報告されている[2,5]．

　一方で，地域在住高齢者において生きがいを有することは，死亡リスクを減少させる可能性が示唆されている．生きがいはQuality of Life（QOL）と関連し，サクセスフルエイジングにおける重要な構成要素と考えられている[6]．この生きがいの保持は心合併症の発生リスクを有意に低下させ，生命予後に影響するとの報告[7]もあり，高齢者における骨折後のリハビリテーションを考えていく上では非常に重要な視点である．

　しかしながら，これまでに大腿骨頸部骨折を受傷した高齢者を対象として，退院後の生活における生きがいの有無が死亡率に影響するかを検討した報告は見当たらず，今後明らかにしていく必要がある．

2. 目的

　大腿骨頸部骨折後の患者における生きがいの有無が生命予後に与える影響を検討する．

3. 臨床的意義

　大腿骨頸部骨折後高齢者における生きがいの有無と生命予後の関連性を明確にすることは，より健康的でQOLの高い生活を送るための基礎的情報を提供することになる．このことは，大腿骨頸部骨折後のリハビリテーションの目標設定やプログラム立案の改革にも活かされる重要な視点となる．

4. 方法

4-1　デザイン

　前向きコホート研究

4-2　対象者

　対象者は平成25年4月から平成28年3月の間に大腿骨頸部骨折を受傷後，当院に入院し手術を行った65歳以上の患者とする．

　　包含基準：1. 大腿骨頸部骨折を受傷し，リハビリテーションを実施した者
　　　　　　　2. 本研究の参加にあたり，口頭及び文書にて説明し同意が得られた者
　　除外基準：1. 認知症や視覚障害，脳卒中後遺症による高次脳機能障害，精神疾患などにより調査の実施が困難な者
　　　　　　　2. 虚血性心疾患や末期がんなど病態が不安定の者

4-3　サンプルサイズ

　目標サンプルサイズは150名とする．サンプルサイズの設定は，地域在住高齢者における生きがいの有無と生命予後に関する研究[8]を参考に，効果量（d）を0.29と設定すると必要なサンプルサイズは143名と算出された（150名に設定）．また，このサンプルサイズであれば，多変量解析における曝露因子の数を最大10と設定しても問題はないと考えられた．

4-4　実現可能性

　平成24年4月から平成25年3月までの1年間に包含基準及び除外基準に従った対象者は60名である．よって上記研究期間（3年間）において十分に実施可能と判断した．

4-5 調査項目
1) 基本属性：年齢，性別，併存疾患の有無（Charlson Index），受傷部位，手術待機期間，入院期間
2) 身体機能：Short Physical Performance Battery；SPPB
3) 認知機能：Mini-Mental State Examination；MMSE
4) 活動能力：ADL(Barthel Index)
5) 生きがい：生きがいの有無，楽しみとしている活動の有無
　　　　　　それによる他者との交流の有無
6) 再入院及び死亡までの日数（退院後1年を打ち切りとする）
　　※1)は診療情報録より収集
　　　2)〜4)は退院時に評価する
　　　5)は退院1カ月後の再獲得に関してアンケート調査を実施する．

4-6 統計解析
1) カプランマイヤー生存曲線
　　群分けは退院1カ月後の生きがいの有無により行う．
　　群間比較はLog rank検定を用いる．
2) Cox比例ハザード分析
　　状態変数：再入院の有無，死亡の有無
　　独立変数：基本属性，退院時評価，生きがいの有無
　　生存変数：退院日から死亡日及び再入院日までの日数

5. 予測される結果
大腿骨頸部骨折受傷後の高齢者において生きがいを有することは生命予後に影響を与える因子である．

6. 倫理的配慮
当院倫理審査委員会に申請を予定する．
・研究対象となる個人および家族の人権擁護に努める．
・研究対象となる個人および家族に理解を求め，同意書を得る．

7. 文献
1) Cooper C, Cole A, Holroyd R, et al：Secular trends in the incidence of hip and other osteoporotic fractures. Osteoporosis Int. 2011；22：1277-1288.
2) Petersen MB, Jorgensen HL, Hansen K et al：Factors affecting postoperative mortality of patients with displaced femoral neck fracture. Injury 2006；37：705-711
3) Sakamoto K, Nakamura T, Hagino H et al：Report on the Japanese Orthopaedic Association's 3-year project observing hip fracture at fixed-point hospitals. J Orthop Sci 2006；11：127-134
4) Muraki S, Yamamoto S, Ishibashi H, et al：Factors associated with mortality following hip fracture in Japan. J Bone Miner Metab 2006；24：100-104
5) Kondo A, Zierler BK, Hagino H：Relationship between the length of hospital stay after hip fracture surgery and ambulatory ability or mortality after discharge in Japan. J Nurs Sci 2006；7：96-197
6) Rowe JW, Kahn RL. Successful aging 2.0：conceptual expansions for the 21st century. J Gerontol B Psychol Sci Soc Sci. 2015；70：593–6.
7) Cohen R, Bavishi C, Rozanski A：Purpose in Life and Its Relationship to All-Cause Mortality and Cardiovascular Events：A Meta-Analysis. Psychosom Med 2015；78：122-133
8) Tomioka K, Kurumatani N, Hosoi H：Relationship of Having Hobbies and a Purpose in Life With Mortality, Activities of Daily Living, and Instrumental Activities of Daily Living Among Community-Dwelling Elderly Adults. J Epidemiol 2016：1-10

2. 抄録の例

【演題名】 大腿骨頸部骨折患者における生きがいの有無が生命予後に与える影響

研究太郎（研究病院）

【キーワード】
大腿骨頸部骨折，生命予後，生きがい

【はじめに】 高齢者における骨折は年齢と共に増加し，死亡リスクを増大させる要因である．その一方で，地域在住高齢者において生きがいを有することは，死亡リスクを減少させる可能性が示唆されている．しかしながら，これまでに大腿骨頸部骨折を受傷した高齢者を対象として，退院後の生活における生きがいの有無が生命予後に及ぼす影響を検討した報告は見当たらない．

【目的】 大腿骨頸部骨折後の患者における生きがいの有無が生命予後に与える影響を明らかにする．

【方法】 デザインは前向きコホート研究とした．対象は2013年4月から2016年3月の間に大腿骨頸部骨折を受傷後，当院に入院した65歳以上の患者161名（年齢79.4±7.2歳，女性70.8%）とした．包含基準は大腿骨頸部骨折を受傷し，術後リハビリテーションを実施した患者とした．除外基準は認知症や精神疾患のため調査が困難な患者，及び病態が不安定な患者とした．調査項目は年齢，性別，併存疾患の有無（Charlson Index），平均在院日数，手術待機日数，Short Physical Performance Battery（SPPB），Mini-Mental State Examination（MMSE），Barthel Index，生きがいの有無とした．生きがいの定義は，退院1カ月後に質問紙にて「あなたは生きがいを持っていますか」の問いに「はい」と回答した場合に有とした．変数の取り扱いに関しては，年齢，平均在院日数，手術待機日数を連続変数とし，それ以外はカテゴリー変数化した．統計解析としては，従属変数に死亡の有無，独立変数に生きがいの有無，調整変数に各測定項目（単変量解析にて$p<0.1$だった項目）を投入したとしたCox比例ハザード分析（強制投入法）を行った．追跡期間は退院後365日とした．統計ソフトはIBM SPSS statistics Ver.22.0を用い，有意水準は$p<0.05$とした．なお，本研究は当院倫理審査委員会の承認を得て行った．

【結果】 対象者の中で生きがい有り群は83名（51.5%），生きがい無し群は78名（48.4%）であり，退院後1年以内の死亡者は生きがい有り群で3名（3.6%），生きがい無し群で15名（19.2%）だった．Cox比例ハザード分析の結果，生きがいが生命予後に及ぼすハザード比は0.17（95%信頼区間：0.05-0.59）となり，年齢，併存疾患の有無，SPPB，MMSEで調整した調整済みハザード比でも0.21（95%信頼区間：0.06-0.73）となった．

【結論】 大腿骨頸部骨折受傷後の高齢者において，生きがいを有することは死亡リスクを軽減させる可能性があることが示唆された．

3. ポスターの例

大腿骨頸部骨折患者における生きがいの有無が生命予後に与える影響

研究太郎（研究病院）

背景　大腿骨頸部骨折患者において生きがいの有無が生命予後に与える影響は検討されていない。

- 大腿骨頸部骨折は受傷後の死亡リスクを増加させる。その因子には年齢、認知症、心合併症、入院日数、手術待機期間が報告されている。
- 一方で、地域在住高齢者において生きがいの有無が死亡リスクを減少させる可能性が示唆されている。
- しかし、大腿骨頸部骨折患者において生きがいの有無が生命予後に与える影響を検討した報告は見当たらない。

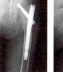

目的
大腿骨頸部骨折後の患者における生きがいの有無が生命予後に与える影響を明らかにする。

方法　デザイン：前向きコホート研究

<対象者>

包含基準
- 当院にて術後リハビリテーションを実施した65歳以上の患者

除外基準
- 認知症や精神疾患などにより調査が困難な患者
- 病態が不安定な患者

174例 (2013.4-2016.3) → 除外13例
161例が本研究に採択
→ 生きがい有り群 (n=83)／生きがい無し群 (n=78)
→ 退院1年以内の死亡 (n=3)／退院1年以内の死亡 (n=15)

<調査項目>

年齢、性別、併存疾患の有無(Charlson Index)、平均在院日数、手術待機時間、Short Physical Performance Battery(以下SPPB)、Mini-Mental State Examination(以下MMSE)、Barthel Index(以下BI)、生きがいの有無、退院日から死亡日までの日数(365日で打ち切り)

※生きがいの評価は退院1か月後に質問紙にて調査し、遂行できている場合に有りとした。

連続変数：年齢、平均在院日数、手術待機時間
カテゴリー変数(カットオフ)：性別、SPPB (8)、MMSE(24)、BI(100)

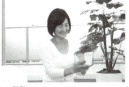

<統計解析>

1) 単変量解析(t検定, χ^2検定)
   従属変数：生きがいの有無
   独立変数：各調査項目

2) Cox比例ハザード分析
   状態変数：死亡の有無
   生存変数：退院日から死亡日までの日数
   調整変数：単変量解析にてp<0.1であった項目

結果・考察

表1　対象者の特性

	全体 (n=161)	退院後1年以内の死亡 (n=18)	退院後1年以上生存 (n=143)	
年齢 (mean±SD)	79.4± 7.2	84.4± 4.7	77.4± 6.7	*
性別 (女性 n, %)	114 (70.8)	13 (72.2)	101 (70.6)	
併存疾患 (n, %)				*
0	86 (53.4)	3 (16.7)	83 (37)	
1-2	58 (36)	4 (22.2)	54 (37.7)	
3-4	10 (6.2)	6 (33.3)	4 (2.8)	
≥5	7 (4.3)	5 (27.8)	2 (1.4)	
平均在院日数(mean±SD)	46.2± 21.3	45.8± 12.2	51.3± 18.3	
手術待機日数(mean±SD)	2.4± 1.3	2.2± 1.1	3.2± 2.9	
生きがいの有無(有 n, %)	83 (51.6)	3 (16.7)	80 (55.9)	*
退院時評価				
SPPB (≥8 n, %)	98 (60.8)	40 (40.9)	58 (59.1)	*
MMSE (≥24 n, %)	112 (69.5)	46 (42.1)	66 (57.9)	*
BI (≥100 n, %)	78 (48.4)	36 (46.1)	42 (53.8)	

* : p<0.05

表2　Cox比例ハザード分析の結果

変数名	調整済みハザード比	95%信頼区間	p値
生きがいの有無†	0.21	0.06 - 0.73	0.014
年齢†	1.12	1.02 - 1.19	0.019
併存疾患有り†	5.11	1.47 - 17.7	<0.001
SPPB	0.47	0.18 - 1.23	0.124
MMSE	0.38	0.22 - 2.45	0.251

† P <0.05

図1　生きがいの有無と死亡までの日数

調整済みハザード比 0.21
95%信頼区間 0.06-0.73
年齢、併存疾患、SPPB、MMSEで調整
p<0.05

生きがいを持つことは死亡リスクを約1/5倍に抑制する

- 先行研究において、良好なQuality of Life(QOL)の維持は心理的ストレスの減少に関連し、死亡リスクを軽減させる要因の一つであるとの報告がある。QOLの重要な構成要素である生きがいを有することは生命予後に影響を与える可能性が考えられる。
- 大腿骨頸部骨折後の患者において、生きがいの保持に向けたリハビリテーションは死亡リスクを軽減させる効果を持つ可能性が示唆される。
- 本研究の限界として、単一施設における検証であることや、受傷前の生活状態の影響を十分に加味できていないことが挙げられる。そのため、今後更なる研究が必要である。

結論
大腿骨頸部骨折患者において生きがいを有することは死亡リスクを軽減させる可能性があることが示唆された。

COI開示：演題発表に関連し、開示すべきCOI関係にある企業などはありません

4. スライドの例

半側空間無視が脳卒中患者の歩行自立度に及ぼす影響

研究太郎（研究病院）

背景

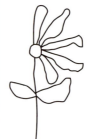

- 半側空間無視は右大脳半球損傷で最も頻繁に出現する高次脳機能障害
- 右大脳半球損傷者における出現率は26%〜52%（Zoccolotti 1989）
- 左側空間の見落とし、左側半身への関心の欠如などを生じる（Heilman 1993）

※半側空間無視 Unilateral Spatial Neglect：以下USN

背景

USNと歩行自立度の関連性

著者	対象	N	概要
Ilse J W (2009)	亜急性期の脳卒中患者 (61.1±10.3歳)	53名	麻痺側下肢の運動機能で調整した場合も、USNは歩行自立度と有意に関連していた ポジティブな結果
Sanchez-Blanco I (1999)	亜急性期の脳卒中患者 (67±10歳)	92名	年齢、病型分類、麻痺側下肢筋力などで調整した場合、USNの有無と歩行自立度に有意な関連性は認められなかった ネガティブな結果
Paolucci S (2007)	亜急性期の脳卒中患者 (68.2±13.2歳)	437名	年齢や麻痺側下肢筋力などで調整した場合も、USNの有無は屋内歩行の自立度と有意に関連していた ポジティブな結果

報告数が少なく、一定の見解は得られていない

目的

- 半側空間無視が歩行自立度に及ぼす影響が明らかになれば、的確な予後予測を行い、効率的な理学療法プログラムを立案する上で有用な情報となる．

半側空間無視が脳卒中患者の歩行自立度に及ぼす影響を明らかにすること

デザインと対象

- デザイン：前向き縦断研究
- 対象者：
  H26.4月〜H28.3月までにA病院の回復期リハビリテーション病棟を退院した初発の脳卒中患者

  <包含基準>
  ①損傷部位が一側の右大脳半球に限局していた者
  ②入棟時に病棟内歩行が自立していなかった者
  ③本研究への参加にあたり同意が得られた者

  <除外基準>
  ①入棟中に脳卒中の再発や合併症の増悪を生じた者
  ②重度意識障害などの影響により評価が困難であった者

- 倫理的配慮：
  本研究はA病院倫理審査委員会の承認を得て行われた（承認番号A）．本研究の測定において、対象者に有害事象は生じなかった．

調査項目

- ◆ 基本属性
  - 年齢、性別
- ◆ 半側空間無視
  - 日本語版Behavioural Inattention Testの通常検査を使用
  - 線分抹消試験、文字抹消試験、星印抹消試験、模写試験、線分二等分試験、描画試験
  - 131点以下をUSNありと定義（Wilson 1987）
- ◆ 運動機能
  - 下肢Brunnstrom Recovery Stage（以下BRS）
  - Trunk Control Test（以下TCT）
  - Berg Balance Scale（以下BBS）
- ◆ 認知機能
  - Mini-Mental State Examination（以下MMSE）
- ◆ アウトカム指標：退院時の歩行自立度
  - Functional Independence Measureの歩行項目を使用
  - 6点以上を歩行自立と定義

統計学的処理

解析方法：ロジスティック回帰分析（強制投入法）
従属変数：退院時歩行自立度
従属変数：入棟時の半側空間無視の有無

Modelを組んで、半側空間無視の有無が歩行自立度に及ぼす影響を段階的に検証
- Model1：年齢、性別を調整因子として投入
- Model2：Model1に加えてBRS、TCT、BBSを投入
- Model3：Model2に加えてMMSEを投入

統計学的有意水準は5%とした

結果

対象者の属性

	全対象者 n=82	USN有 n=38	USN無 n=44	
年齢, Mean ±SD	67.3 ± 11.4	67.3 ± 11.4	64.3 ± 10.3	
性別, 男性n(%)	57 (70.0)	27 (71.1)	30 (68.2)	
病型, 脳梗塞n(%)	50 (61.0)	22 (57.9)	28 (63.6)	
USN, 有 n(%)	38 (46.3)			
BRS, Ⅲ≦ n(%)	40 (48.8)	20 (52.6)	20 (45.5)	
TCT, 37点≦ n(%)	50 (61.0)	27 (71.1)	23 (52.3)	**
BBS, Mean ±SD	25.1 ± 10.2	21.4 ± 13.1	26.7 ± 12.4	*
MMSE, Mean ±SD	24.8 ± 8.3	21.9 ± 6.1	26.5 ± 5.2	**
歩行自立者, n(%)	60 (73.2)	25 (65.7)	35 (79.5)	*

** P<0.01, * P<0.05

結果

ロジスティック回帰分析の結果

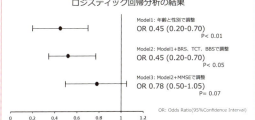

Model1: 年齢と性別で調整
OR 0.45 (0.20-0.70)
P < 0.01

Model2: Model1+BRS、TCT、BBSで調整
OR 0.45 (0.20-0.70)
P < 0.05

Model3: Model2+MMSEで調整
OR 0.78 (0.50-1.05)
P = 0.07

OR: Odds Ratio(95%Confidence Interval)

年齢や運動機能に加えてMMSEで調整すると、
USNの有無は有意な変数ではなかった

考察

- 年齢や麻痺側下肢筋力などの影響を考慮した場合、USNの有無が歩行自立に与える影響は小さい. (Sanchez-Blanco 1999)
- 回復期病棟入棟時のMMSEの得点が良好であった者は、経過中にUSNの症状が消失したり、軽減する場合が多い. (森田 2007)

- 本研究の結果は、先行研究の知見を支持するものであった.
- 年齢や運動機能、基盤的な認知能力の影響を考慮すると、USNが歩行自立に及ぼす影響は小さい可能性が示された.

考察

本研究の新規性
- 脳卒中患者の歩行自立度との関連性が報告されている多因子を調整した上で、USNの有無が与える影響を検証したこと.
- 歩行自立度の予後を予測し、効率的な理学療法プログラムを立案する上で有用な情報となる.

本研究の限界
- 単一施設での検証であること
- 入棟時に意識障害を有していた者や重度認知機能低下者を対象から除外したこと

結論

年齢や運動機能に加えて、基盤的な認知機能の影響を考慮すると、USNの有無が歩行自立度に与える影響は小さい可能性が示された

索 引

validity ……………………………………… 51

欧 文

β エラー	116
case-control study	50
χ^2 検定	95, 97
COI	124
Conclusion	129
conflicts of interest	124
CONSORT Statement	60
cross-sectional study	50
Discussion	129
EBM	46
Google Scholar	23
G power	70
ICMJE	124
IMRAD	127
International Committee of Medical Journal Editors	124
Introduction	127
J-STAGE	22
Methods	127
Pearson の積率相関係数	93
PECO	47
PECO の例	48
PE(I)CO	45
PICO	47
PICO の例	48
prevalence	53
prospective cohort study	50
PubMed	22
R	91
R^2 値	102
randomized controlled trial	50
RCT	49, 50, 58
reliability	51
Results	129
retrospective cohort study	50
Review Manager	29
Spearman の順位相関係数	95
t 検定	95
UMIN-CTR	75
UMIN 学会情報	123

和 文

あ 行

アウトカム	33, 50
因果関係	53, 55
後ろ向きコホート研究	50, 52, 56
エビデンスレベル	46
横断研究	49, 50, 52
オッズ比	104, 111
オープンアクセスジャーナル	22

か 行

介護報酬	14
外的妥当性	64
介入研究	58, 83
カットオフ値	112
観察研究	83
観察・調査研究	52
記述統計	108
グラフ	133
系統バイアス	82
結果	129, 133, 136
欠損値	85
結論	129
研究グループ	71
研究計画書	75
研究準備期	12
研究デザイン	43, 58
研究テーマ	21
研究の限界	115, 117
研究目的	120
研究論文	27
検者間の信頼性	62
検者内の信頼性	62
検出力	69
権利主張	14
考察	129, 134, 137
口述発表	126, 141
交絡因子	101, 102
コクラン共同計画	27

索引

コホート研究 ………………………………… 49

さ 行

散布図 ………………………………………… 110
サンプルサイズ ……………… 34, 69, 102, 116
シーズ ………………………………………… 21
システマティック・レビュー ……………… 27
質疑応答 …………………………………… 141
実現性 ………………………………………… 65
四分位 ………………………………… 90, 108
尺度 …………………………………………… 89
重回帰分析 …………………… 89, 99, 102, 110
従属変数 ……………………… 33, 68, 91, 133
順位和検定 …………………………………… 95
順序尺度 ………………………………… 89, 95
準備 …………………………………………… 36
症例対照研究 …………………… 49, 50, 52, 53
抄録 …………………………………… 127, 135
除外基準 ………………………………… 54, 84
新規性 ………………………………………… 18
信頼性 …………………………………… 51, 62
診療報酬 ……………………………………… 14
スライド ………………………………… 31, 135
セカンダリーアウトカム …………………… 61
セレクションバイアス …………………… 117
先行研究 ………………………………… 26, 28
相関分析 ………………………………… 95, 97
総説論文 ……………………………………… 27
相談 …………………………………………… 16
相談できる人 ………………………………… 16

た 行

対象者数 ……………………………………… 34
妥当性 ………………………………………… 51
多変量解析 …………………………………… 99
中央値 ………………………………… 90, 108
ディスカッション …………………………… 20
デザイン ……………………………………… 13
データ ………………………………………… 13
統計解析 ………………………………… 68, 132
独立変数 ……………………… 33, 68, 91, 133

な 行

生データ ……………………………………… 88
日経メディカル 学会カレンダー ………… 123
ネゴシエーション …………………………… 36
ネタ …………………………………………… 22

は 行

バイアス ………………………………… 50, 82
背景 …………………………… 127, 132, 135
外れ値 ………………………………………… 86
表 ……………………………………… 29, 133
標準 β 係数 ………………………………… 102, 10
標準偏差 ………………………………… 90, 108
比率 …………………………………………… 90
フィードバック ……………………………… 83
フィールド ……………………………… 36, 71
フォレストプロット ………………………… 29
プライマリーアウトカム …………………… 61
分散分析 ……………………………………… 95
分析 …………………………………………… 13
平均値 …………………………………… 90, 108
包含基準 ………………………………… 54, 84
方法 …………………………… 120, 127, 132, 136
ポスター …………………………………… 130
ポスター発表 ……………………………… 126

ま 行

前段階 ………………………………………… 17
前向きコホート研究 …………… 50, 52, 55
マッチング …………………………………… 55
名義尺度 ………………………………… 89, 95
メインアウトカム …………………………… 61
メタアナリシス ……………………………… 29
モチベーション ……………………………… 20

や 行

有意水準 ……………………………………… 69
有病率 …………………………………… 53, 56
予演会 ……………………………………… 139
予測妥当性 …………………………………… 64
予備研究 ………………………………… 40, 80

ら行

ランダム化比較試験 ………………… *50, 58*
利益相反 ……………………………… *124*
罹患率 ……………………………… *55, 56*
リサーチマインド …………………… *20*
臨床研究登録 ………………………… *75*
臨床的意義 ………………………… *25, 74*
倫理委員会 …………………………… *124*
倫理審査 ……………………………… *75*
連続尺度 …………………………… *89, 95*
ロジスティック回帰分析 … *89, 95, 102, 111*
論文検索 ……………………………… *22*

プロフィール

◆ 編著者

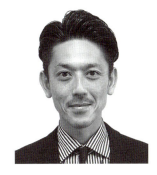

山田　実

2008年度より京都大学大学院医学研究科助手、'10年度より同大学院助教、'14年度より筑波大学人間系准教授（現職）。現在の専門は、老年学。特に介護予防、フレイル、サルコペニアの研究に従事。大学では、老年学の教鞭をとる傍ら、理学療法士や作業療法士、保健師などの医療専門職種の大学院生の指導にあたる。受賞歴：平成24年度長寿科学賞、The Geriatrics & Gerontology International Best Article Award 2012、など。

◆ 著者

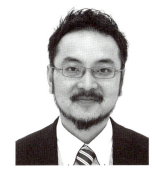

土井剛彦

地域リハビリテーションに従事し、2012年神戸大学大学院博士課程を修了（保健学）。'10年より国立長寿医療研究センターにて研究員として所属し、'15年にはAlbert Einstein College of Medicineで外来研究員として研究活動を行い、現在に至る。専門領域はリハビリテーション科学、老年学で、高齢者の健康増進や介護予防に関する研究を行っており、第49回日本理学療法学術大会で「優秀賞」、The Geriatrics & Gerontology International Best Article Award 2015などを受賞。

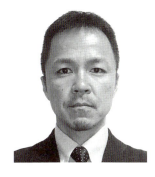

浅井　剛

2005年神戸大学医学部保健学科理学療法学専攻卒業、'07年神戸大学大学院博士課程前期課程修了（保健学修士）、'13年神戸大学大学院博士課程後期課程修了（保健学博士）、'05年神戸学院大学総合リハビリテーション学部医療リハビリテーション学科助手、'09年神戸学院大学総合リハビリテーション学部医療リハビリテーション学科助教（現職）。高齢者の転倒、介護予防、小型加速度センサを用いた歩行解析、二重課題下における歩容変化の研究に従事。

◆ 執筆協力 （50音順）

筧　智裕（牛久愛和総合病院）／木村鷹介（JCHO東京新宿メディカルセンター）／立松典篤（国立がん研究センター東病院）／村田峻輔（神戸大学大学院保健学研究科）

PT・OTのための臨床研究はじめの一歩
研究デザインから統計解析,ポスター・口述発表のコツまで実体験から教えます

2016年10月15日 第1刷発行	編著者	山田　実
2021年 2月20日 第3刷発行	著者	土井剛彦,浅井　剛
	発行人	一戸裕子
	発行所	株式会社　羊　土　社
		〒101-0052
		東京都千代田区神田小川町2-5-1
		TEL　　03 (5282) 1211
		FAX　　03 (5282) 1212
		E-mail　eigyo@yodosha.co.jp
		URL　　www.yodosha.co.jp/
© YODOSHA CO., LTD. 2016		
Printed in Japan		
ISBN978-4-7581-0216-2	印刷所	株式会社三秀舎

本書に掲載する著作物の複製権,上映権,譲渡権,公衆送信権(送信可能化権を含む)は(株)羊土社が保有します.
本書を無断で複製する行為(コピー,スキャン,デジタルデータ化など)は,著作権法上での限られた例外(「私的使用のための複製」など)を除き禁じられています.研究活動,診療を含み業務上使用する目的で上記の行為を行うことは大学,病院,企業などにおける内部的な利用であっても,私的使用には該当せず,違法です.また私的使用のためであっても,代行業者等の第三者に依頼して上記の行為を行うことは違法となります.

JCOPY <(社)出版者著作権管理機構 委託出版物>
本書の無断複写は著作権法上での例外を除き禁じられています.複写される場合は,そのつど事前に,(社)出版者著作権管理機構(TEL 03-5244-5088, FAX 03-5244-5089, e-mail : info@jcopy.or.jp)の許諾を得てください.

乱丁,落丁,印刷の不具合はお取り替えいたします.小社までご連絡ください.

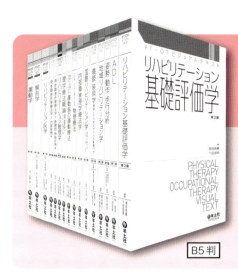

理学療法士・作業療法士をめざす学生のための新定番教科書

PT・OT ビジュアルテキストシリーズ

シリーズの特徴
- 臨床とのつながりを重視した解説で，座学〜実習はもちろん現場に出てからも役立ちます
- イラスト・写真を多用した，目で見てわかるオールカラーの教科書です
- 国試の出題範囲を意識しつつ，PT・OTに必要な知識を厳選．基本から丁寧に解説しました

B5判

リハビリテーション基礎評価学 第2版

潮見泰藏，下田信明／編
定価（本体 6,000円＋税） 488頁
ISBN 978-4-7581-0245-2

ADL

柴 喜崇，下田信明／編
定価（本体 5,200円＋税） 351頁
ISBN 978-4-7581-0795-2

義肢・装具学
異常とその対応がわかる動画付き

高田治実／監，豊田 輝，石垣栄司／編
定価（本体 6,800円＋税） 413頁
ISBN 978-4-7581-0799-0

地域リハビリテーション学 第2版

重森健太，横井賀津志／編
定価（本体 4,500円＋税） 334頁
ISBN 978-4-7581-0238-4

国際リハビリテーション学
国境を越えるPT・OT・ST

河野 眞／編
定価（本体 6,800円＋税） 357頁
ISBN 978-4-7581-0215-5

リハビリテーション管理学

齋藤昭彦，下田信明／編
定価（本体 3,600円＋税） 239頁
ISBN 978-4-7581-0249-0

理学療法概論
課題・動画を使ってエッセンスを学びとる

庄本康治／編
定価（本体 3,200円＋税） 222頁
ISBN 978-4-7581-0224-7

局所と全身からアプローチする 運動器の運動療法

小柳磨毅，中江徳彦，井上 悟／編
定価（本体 5,000円＋税） 342頁
ISBN 978-4-7581-0222-3

エビデンスから身につける 物理療法

庄本康治／編
定価（本体 5,200円＋税） 301頁
ISBN 978-4-7581-0221-6

内部障害理学療法学

松尾善美／編
定価（本体 5,000円＋税） 335頁
ISBN 978-4-7581-0217-9

神経障害理学療法学

潮見泰藏／編
定価（本体 5,000円＋税） 366頁
ISBN 978-4-7581-0225-4

姿勢・動作・歩行分析

臨床歩行分析研究会／監，畠中泰彦／編
定価（本体 5,000円＋税） 230頁
ISBN 978-4-7581-0796-9

身体障害作業療法学1 骨関節・神経疾患編

小林隆司／編
定価（本体 3,200円＋税） 263頁
ISBN 978-4-7581-0235-3

身体障害作業療法学2 内部疾患編

小林隆司／編
定価（本体 2,500円＋税） 220頁
ISBN 978-4-7581-0236-0

専門基礎
リハビリテーション医学

安保雅博／監，渡邉 修，松田雅弘／編
定価（本体 5,500円＋税） 430頁
ISBN 978-4-7581-0231-5

専門基礎
解剖学

坂井建雄／監，町田志樹／著
定価（本体 5,600円＋税） 399頁
ISBN 978-4-7581-0234-6

専門基礎
運動学

山﨑 敦／著
定価（本体 4,000円＋税） 223頁
ISBN 978-4-7581-0244-5

PT・OT必修 シリーズ

特徴
- 国家試験の必修ポイントがどんどん身につく強力テキスト
- 豊富な図で関節の動きや解剖がイメージしやすい！
- 重要語句を赤シートで消して，くり返し覚えられる
- 国家試験に対応した別紙演習問題で力試しができる

消っして忘れない
解剖学要点整理ノート
改訂第2版

井上　馨，松村讓兒／編

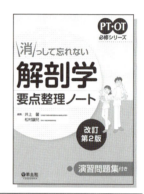

■ 定価（本体 3,800円＋税）　■ B5判　■ 247頁　■ ISBN 978-4-7581-0792-1

消っして忘れない
生理学要点整理ノート
改訂第2版

佐々木誠一／編

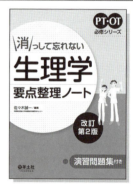

■ 定価（本体 3,800円＋税）　■ B5判　■ 239頁　■ ISBN 978-4-7581-0789-1

消っして忘れない
運動学要点整理ノート

福井　勉，山崎　敦／編

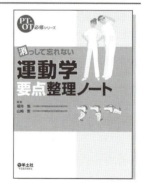

■ 定価（本体 3,600円＋税）　■ B5判　■ 223頁　■ ISBN 978-4-7581-0783-9

発行　羊土社 YODOSHA　〒101-0052　東京都千代田区神田小川町2-5-1　TEL 03(5282)1211　FAX 03(5282)1212
E-mail：eigyo@yodosha.co.jp
URL：www.yodosha.co.jp/
ご注文は最寄りの書店，または小社営業部まで

ビジュアル実践リハ シリーズ

特徴
- 疾患別のリハビリの進め方を豊富な図と写真で視覚的に学べる
- 「知識の整理」「リハビリテーションプログラム」の2部構成
- 実践的な解説で, 臨床で役立つ. 臨床実習のテキストにもオススメ!

呼吸・心臓リハビリテーション 改訂第2版
カラー写真でわかるリハの根拠と手技のコツ

居村茂幸／監　高橋哲也, 間瀬教史／編著

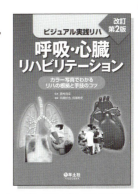

COPDや肺炎, 心筋梗塞などの現場でよく出合う疾患のリハと, CABGなどの術後リハを厳選して解説.

■ 定価(本体4,600円+税)　■ B5判　■ 245頁　■ ISBN 978-4-7581-0794-5

脳・神経系リハビリテーション
カラー写真でわかるリハの根拠と手技のコツ

潮見泰藏／編

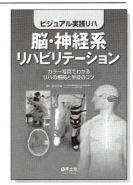

脳卒中, パーキンソン病などよく出合う疾患から脊髄損傷, 小児神経疾患まで, 知っておくべき疾患のリハを解説.

■ 定価(本体5,700円+税)　■ B5判　■ 365頁　■ ISBN 978-4-7581-0788-4

整形外科リハビリテーション
カラー写真でわかるリハの根拠と手技のコツ

神野哲也／監　相澤純也, 中丸宏二／編

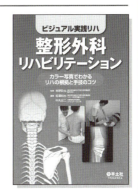

関節炎, 脊椎疾患, 骨折, スポーツ障害など現場でよく出合う外傷や疾患のリハを厳選して解説.

■ 定価(本体6,500円+税)　■ B5判　■ 495頁　■ ISBN 978-4-7581-0787-7

発行　羊土社 YODOSHA
〒101-0052　東京都千代田区神田小川町2-5-1　TEL 03(5282)1211　FAX 03(5282)1212
E-mail：eigyo@yodosha.co.jp
URL：www.yodosha.co.jp/

ご注文は最寄りの書店, または小社営業部まで

羊土社のオススメ書籍

OT症例レポート 赤ペン添削 ビフォー&アフター

岡田　岳, 長谷川明洋, 照井林陽／編

作業療法士の臨床実習に必携！症例報告書で実習生が間違いやすい点を赤ペンで添削し、「なぜダメなのか」「どう書くべきなのか」を丁寧に解説．臨床で活きる知識もしっかり身につく．スーパーバイザーにもオススメ！

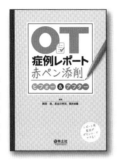

- 定価（本体3,600円＋税）
- B5判
- 280頁
- ISBN 978-4-7581-0232-2

PT症例レポート 赤ペン添削 ビフォー&アフター

相澤純也, 美﨑定也, 石黒幸治／編

理学療法士を目指す学生の臨床実習に必携！症例報告書で間違いやすい点を赤ペンで添削し、「なぜダメなのか」「どう書くべきなのか」を丁寧に解説．臨床で活きる知識もしっかり身につく．スーパーバイザーにもオススメ！

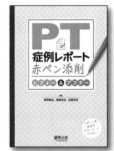

- 定価（本体3,600円＋税）
- B5判
- 284頁
- ISBN 978-4-7581-0214-8

PT・OT ゼロからの物理学

望月　久, 棚橋信雄／編著, 谷　浩明, 古田常人／編集協力

理学・作業療法士に必要な物理が無理なく学べる！単位，有効数字などの基本から丁寧に解説，物理を学んでいなくても大丈夫！具体例を用いた解説＋例題で着実に理解でき，章末問題には国試問題も掲載．オールカラー

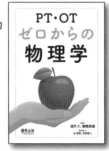

- 定価（本体2,700円＋税）
- B5判
- 253頁
- ISBN 978-4-7581-0798-3

メディカルスタッフのための ひと目で選ぶ統計手法

「目的」と「データの種類」で簡単検索！適した手法が76の事例から見つかる，結果がまとめられる

山田　実／編, 浅井　剛, 土井剛彦／編集協力

誰もが悩む「統計手法の選択」を解決！76の研究事例を「目的×データの種類」でマトリックス図に整理．適した手法がたちまち見つかる！その手法を使う理由の他，解析結果の記載例も紹介，学会発表にも役立ちます．

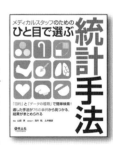

- 定価（本体3,200円＋税）
- A4変型判
- 173頁
- ISBN 978-4-7581-0228-5

発行　羊土社 YODOSHA　〒101-0052　東京都千代田区神田小川町2-5-1　TEL 03(5282)1211　FAX 03(5282)1212
E-mail：eigyo@yodosha.co.jp
URL：www.yodosha.co.jp/

ご注文は最寄りの書店，または小社営業部まで